大氣中醫

暢銷紀念版

小末醫師 著

目錄

第二章
大氣中醫

第四章 真氣盈縮

推薦序／藥師行者 皮沙士[1]

片片白雲催犢還——回歸氣的高度，看中醫、學中醫、愛上中醫、展現中醫

迷：

題西林壁．蘇軾
橫看成嶺側成峰，遠近高低各不同。
不識廬山真面目，只緣身在此山中。

世界久遠民族的草藥醫技，多數停留在某藥治某病的經驗，故淹沒在歷史洪流裡，或絕若縷，唯中醫一枝獨秀，以其有龐大理論系統，指導用「藥」，更提升至「方」的境界（俗稱處方治病）。

中醫藥的親民與驗效，具無限魅力，數千年民間流傳，及至今日西方科技發達之際亦擄獲愛好者之心，實驗檢驗真理。初學中醫門外漢，掌握一方一效，對症治療，往往震撼中醫藥不欺人也。

註1　「皮沙士」三字，原是唐朝梵語音譯「鞞殺逝」諧音，為「藥」之動詞，「鞞殺社」則為「藥」之名詞。

藥師佛咒語「鞞殺逝、鞞殺逝、鞞殺社」

藥！藥！藥！三藥同念，急顯迫切救度眾生之意——

「自藥！藥他！藥遍一切！」也。學醫之初，奮志中醫，隱名「皮沙士」，自期自勵，行醫道，濟蒼生。

一位已故名老中醫師說過：「不同西醫看同一個病人開出來的藥幾乎都是相同的，但是，一百個中醫師看同一個病人，可以開出一百張不同的方子。」

中醫藥源遠流長，龐大理論系統，開枝散葉數千年，更形繁雜。不只開方子雜，其理論系統多有因時因地制宜的歷史地理因素，導致中醫學子深入學習時，敗在多歧亡羊。

這些苦痛，中醫的愛好者，應該不少人能感同身受。其景況正應了蘇軾先生「橫看成嶺側成峰，遠近高低各不同」之感嘆。這些理論沒有對錯問題，只是觀察點不同而已。怎樣可以把握深入學習中醫，應用中醫而不迷惑，一直是末學心中的思慮。「不識廬山真面目，只緣身在此山中」給了我們指引方向。沒錯，以更高、更宏觀的眼界來學習中醫，方能不落入中醫迷霧迷瘴。

多年來，末學不滿足於明明中醫基礎理論已經跟大家說「舌淡白胖大有齒痕」是陽虛體質，可是當這種人「舌尖紅有硃點」對應出的「眼睛紅、牙齦腫、喉嚨痛、亢奮失眠」，多數執業醫師依然認定這種人是熱性體質，而努力用苦寒藥來給他消炎。

殊不知，這是陽虛體質引起的上熱下寒。

站在「一氣流行」的觀念，只要用很熱的藥，帶動身體氣機流轉起來，以熱藥去下寒，以令氣下行的藥，讓上熱回歸丹田，不用苦寒藥卻能一勞永逸，恢復身體的健康，不再上熱下寒。

這是站在全身調理的高度看待的上熱下寒的一種氣機調整法。故意無視於「眼睛紅、牙齦腫、喉嚨痛、亢奮失眠」等個別症狀的處理方式，效果頗為殊勝。

諸如此類調整法，命之名曰「大氣中醫」。

此名稱，非標新立異。

而是說明——中醫本就是「氣」的醫學！

並展現仲景先生「大氣一轉，其氣乃散」的精神，實是：醍純中醫古聖賢之精粹，以身體「氣機圓運動」為主軸，化繁為簡，企盼為中醫迷途者指點迷津。

末醫師，坊間行醫濟世，默默衛教病人，不忍病人輾轉於大醫院，視中醫為救命稻草之際，卻依然迷失在中醫之多歧裡，揭棄往昔低調作風，拋頭露面，診餘不偷閒，將大氣中醫學理論鋪排成書。

雖是本簡明小書，淺顯文字，若能細細體會微言大義，或可撥開煙雨濛濛的中醫迷霧，方便有多門，歸元無二路。

原來——黃帝內經是「氣的醫學」，

原來——大氣中醫是傷寒論的「指月錄」，

原來——中醫是這麼一回事……

悟：

觀潮・蘇軾

廬山煙雨浙江潮，未到千般恨不消。

及至歸來無一事，廬山煙雨浙江潮。

值此付梓，問序於末學，

知末醫師不惜眉毛拖地，感其衛教之誠，因贅數語：

糾偏　回正　圓運動

開迷　啟悟　明大氣

祈願有緣閱讀者，

深入中醫核心，不落迷途，

為所是禱

南無　藥師琉璃光如來

願眾生離苦得樂，少病少惱。

中醫職志・藥師行者　皮沙士

戊戌，大暑後，立秋前

附錄：

藥師琉璃光如來本願功德經：

「……復次、曼殊室利！彼藥師琉璃光如來得菩提時，由本願力，觀諸有情，遇眾病苦瘦攣、乾消、黃熱等病；或被厭魅、蠱毒所中；或復短命，或時橫死；欲令是等病苦消除所求願滿」。

「時彼世尊，入三摩地，名曰除滅一切眾生苦惱。既入定已，於肉髻中出大光明，光中演說，大陀羅尼曰：

『南謨　薄伽伐帝　鞞殺社　窶嚕　薜琉璃　缽喇婆　喝囉闍也　怛他揭多也　阿囉喝帝　三藐三勃陀耶　怛姪他　唵　**鞞殺逝　鞞殺逝　鞞殺社**　三沒揭帝　莎訶』

爾時、光中說此咒已，大地震動，放大光明，一切眾生病苦皆除，受安隱樂」。

「曼殊室利！若見男子、女人有病苦者，應當一心，為彼病人，常清淨澡漱，或食、或藥、或無蟲水、咒一百八遍，與彼服食，所有病苦悉皆消滅。若有所求，志心念誦，皆得如是無病延年；命終之後，生彼世界，得不退轉，乃至菩提。是故曼殊室利！若有男子、女人，於彼藥師琉璃光如來，至心殷重，恭敬供養者，常持此咒，勿令廢忘……」。

新版自序

本書緣起

二十年前，在學習中醫的這條路上，有幸遇見為人處事極為低調神祕的皮沙士老師，出身理工的恩師，卻彷佛是中華傳統文人的化身，其淵博的學問涉及廣遍於儒、道、釋、醫，但恩師強調，愈是做那麼多學問，愈是確認中醫才是人類追求身心健康的希望所在！臨床上，恩師待人親切、辨證精確、治療靈活，在其指導之下，病症當場幾分鐘「現解」是很稀鬆平常之事；恩師擁有著雄厚紮實的學問底蘊，令人嘆為觀止的診治實力，至今卻仍不停歇地精進中醫，我這個小中醫只能汗顏地跟緊恩師學習。

數年前，因緣際會書寫了這本《大氣中醫》，當時主要為的是傳達恩師體悟多年而得的古中醫觀念，因為恩師一直希望能有機會將中醫之道化繁為簡，讓更多人得以親近中醫，甚至期望將古中醫觀念提供給更多專業中醫師參考，或可協助專業中醫師更快速地掌握大道至簡的方向來醫治病人，而不致於徬徨於浩瀚的中醫知識裡；另外，我個人還希望簡單介紹這些年執業中醫的經驗給大家，讓大家能把中醫落實在生活裡，讓中醫變得更平易近人；於是才有了這本前面內容較為專業深入，後面內容較為平實生活化的《大氣中醫》。

只是當時認為《大氣中醫》一書屬於小眾書籍，單純就是呈現給熱愛中醫的中醫同道閱讀，有機會也許還能吸引有緣的專業中醫師略翻一二，一如獨力經營多年的「本末中醫」粉絲專頁，會關注「本末中醫」粉絲專頁的網友，主要多為中醫同道，偶爾也會有些專業中醫師參與討論，卻因為我個人沒有寫書經驗，未能顧及讀者的閱讀需求，只是想著優先呈現恩師體悟的古中醫之道，以致於許多讀者在閱讀本書之後反饋，前面內容太過艱深，難以暢讀，甚至有人因此放棄繼續閱讀本書，實屬我的個人疏漏；如今有再版之機緣，原本應該重新編排再做修整，不過畢竟之前的內容安排有其前後連貫性，並不容易重新編寫，因此，如果讀者願意重新閱讀《大氣中醫》，不妨先從第三章開始輕鬆閱讀，之後再從頭閱讀，或許更容易接受本書內容。

中醫治病的特點就是辨證，也就是找出證據來分類患者的病症，進而依不同類型[1]給予相對應的治療方案[2]，例如同樣是咳嗽，因人因時可以分為不同類型，或寒咳，或熱咳，或濕咳，或燥咳，甚或五藏六府[3]皆令人咳等等，中醫會先將其分門別類之後再因人施治，可以說是為病人量身訂做醫療方案的前驅；而第三章內容主要就是希望讓大家簡單了解中醫常見的八綱辨證法[4]，並提供簡單方法來基本判斷病症類型[1]，這在出書後曾經大大派上用場，當時正遇新冠肺炎大流行之際，依照法規，凡新冠肺炎的患者都必須隔離在家不得外出，一般人甚至非必要不得外出，非必須也不得進入醫療院所，依照當時視訊看診的特別法規，第一線的診所醫生可以利用網路視訊來為新冠肺炎患者看診，只是中醫很講究把脈，改以視訊看診要如何把脈？沒有把脈得到的脈象，身為中醫的我又該如何正確開藥？於是當時，我請視訊看診的病人自行感受脈的力道，如此一來，至少可依脈力強弱簡易判別身體當下的虛實情況，才能夠更精準地判別病症類型，並依「虛則補之，實則瀉之」的基本治療準則，給予更為正確的方藥；這些相關內容都可以在本書第三章裡閱讀到，希望能藉此將中醫治療的精神及基本概念介紹給大家。

註1 即中醫所謂的「證型」。
註2 即中醫所謂的「辨證論治」。
註3 五藏六府通常寫做「五臟六腑」。
註4 中醫有多種辨證方法，八綱辨證為中醫辨證方法之一。

至於恩師體悟到的古中醫之道則呈現在本書第二章裡，並藉由第一章的氣的基本概念，逐步引導至較為專業的第二章內容，這部分的內容濃縮了恩師多年鑽研儒、釋、道、醫而得的心得，恩師總盼著能拋磚引玉，讓更多專業中醫師在精進中醫醫術的路上，有一條可供參考的康莊大道，而不致於繞了過多冤枉路卻依然不得其門而入；話雖如此，第二章的內容看似專業，但其實如果各位熱愛中醫的中醫同道希望能窺得中醫奧秘，也不妨靜下心來慢慢閱讀，假以時日，或有所得。

最後一章講的則是日常生活裡的中醫概念，怎麼吃？怎麼穿？怎麼作息？還有一些協助身體祛邪扶正的簡易功法，這是我最希望看到的讓中醫生活化，因為唯有讓中醫走進生活，才能讓更多人認識中醫，進而願意接受中醫、使用中醫，這也是我長期經營網路中醫的主要目的。

中醫，看似很艱深，卻也可以很平實，就跟本書一樣，有很深入的探討，也有很生活的內容，藉著慶祝因為出書多年之後本書的電子書仍能進入百大排行榜而再版之際，再度邀請大家一同重溫《大氣中醫》。

寫於甲辰小滿

第一章

氣與中醫

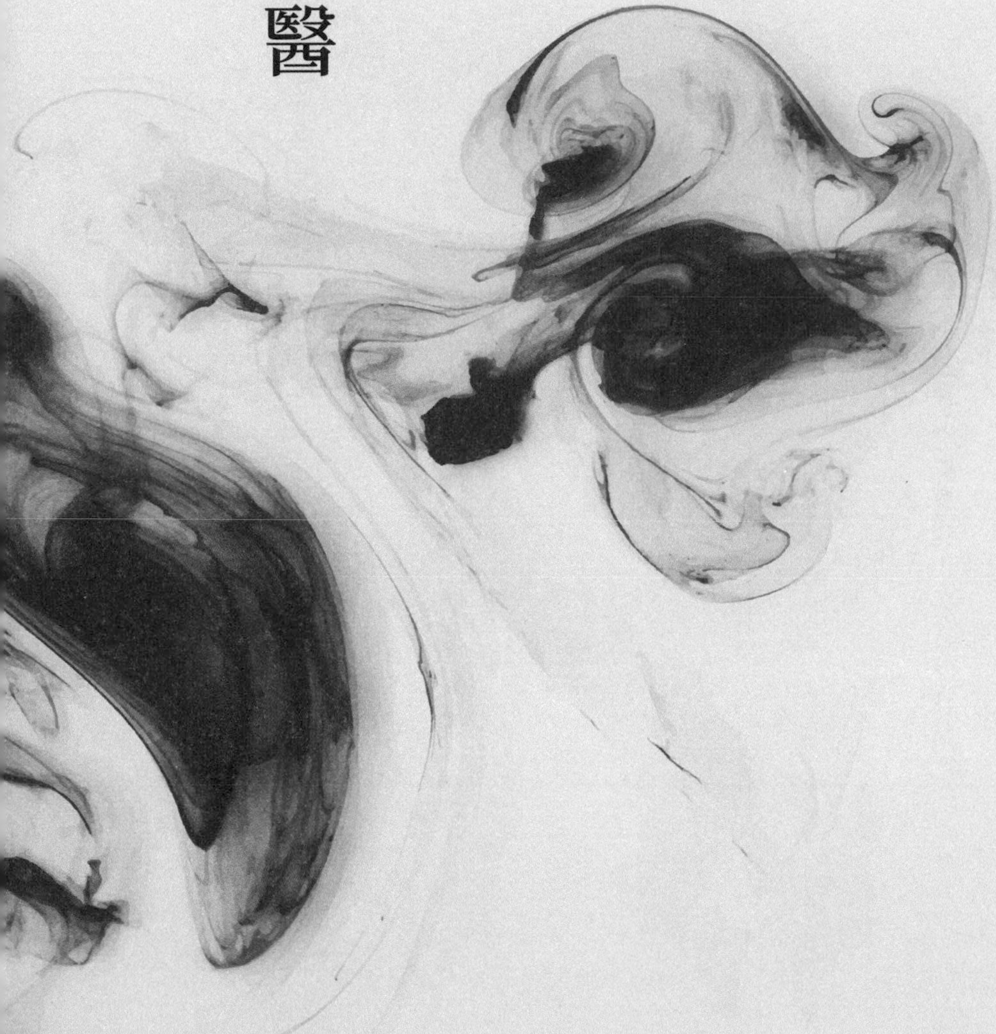

1.

中醫是什麼

很多人喜歡問，中醫是什麼？

是中庸醫學嗎？即「中」醫是使身體恢復「中庸」平衡狀態的醫學？多數人容易接受這樣的看法；或是中華醫學？即「中」醫是源自「中華文化」的醫學？保有華夏文化觀念的人也許會這麼認為。

中庸的「中」字，其實代表著大中國歷來位處於北半球春分點到秋分點之間地理位置的中心點，且緯度適中，因此氣溫不過冷也不過熱，四季分明；而華夏文化的「華」字，是美麗光彩之意，類比日之光華也；所以中醫是中華民族藉地理之利觀察天地間太陽升降，進一步類推人乃「稟天地之陽而立」的醫學，是一種法天則地、象天應地、天人相合的相應學問。

其中，中醫裡天人相應乃至充斥宇宙的根本概念是什麼？而這樣的根本概念甚至就等於中醫的形象。

其實，中醫就是一個字：氣！

充滿生活歷練的老人總是這麼問，上了年紀元氣不足，是不是要補補氣啊？不得已熬夜的輪班工作者總是說，長期睡眠不好，感覺氣好虛啊！活潑的小孩子則總是被家長形容，一天到晚跑得上氣不接下氣，也不知道這用不盡的精氣到底從哪來？

「氣」這個字眼充斥在生活中，卻很少人思考過到底什麼是「氣」？

甚至，大家一想到中醫，總不自覺地就聯想到「氣」，比如：感覺免疫力變差時就想泡杯加味黃耆茶，因為黃耆補氣。比如：想幫全家進補時，就去買個十全大補湯來燉補，因為十全大補湯大補氣血。比如：判斷孩子中氣被煞到或鬱到，就弄個傷藥吃吃，因為傷藥行氣透鬱。姑且不論上述未經中醫師診斷的做法及判斷是否正確，中醫系統裡確實充滿了「氣」的字眼，氣虛、氣滯、補氣、理氣、行氣、肺氣不足、脾氣虛弱、肝氣鬱結……若要選擇一字來代表中醫的話，「氣」儼然就是最貼切代表中醫的辭彙。

因為「氣」很重要，所以中醫界不得不提，可是「氣」又是那麼虛無縹緲地難以解釋，所以中醫界漸漸不想提了，真是教中醫人愛恨交織的「氣」！

雖然摸看不到、分析不出來、難以檢查、不易感受，但是「氣」卻是架構並貫穿中醫理論脈絡的最基本元素，說中醫的根本就是「氣」一點也不為過，恩師有鑑於此，認為中醫要扎根，就必須先恢復「氣」的名稱，以使有志認識中醫之士，都能直接從「氣」著眼來認識中醫，甚至清楚明白中醫即是「氣」的醫學，這樣才能減少學習中醫時，經常茫然又毫無頭緒的冤枉路，因此恩師將中醫以「氣」的角度，重新提出一個完整簡要但縝密的系統，並命名為「大氣中醫」；而我這個小中醫則憑藉一股腦兒的衝動與傻勁，經過恩師的同意，試著在此書盡可能白話說明，把恩師所統整的「大氣中醫」概念介紹給大家。

不過，恩師不斷強調，「大氣中醫」並非全新的理論系統，而是根據古中醫的觀點把「氣」重新做一番論述；一旦懂「氣」，就能用更精簡正確的角度看待中醫，不至於迷失在浩瀚無垠的中醫學問裡，中醫一切只須從「氣」論，不必僅著眼於局部的症狀治療，而是從「氣」入手做「整體」的調整，那麼「大氣一轉」，局部的症狀或疾病就會隨之「邪結乃散」，迎刃解決。如此一來，中醫無論學理或是診治都顯得泱泱大器，無須小家子氣地侷限於局部症狀或個別疾病；因此恩師命名的「大氣中醫」其實也寓涵了「大器中醫」之意，還盼大家能從「大氣中醫」的角度看到中醫的「大器」所在。

2. 氣是什麼

既然，中醫的根本在「氣」，那麼，「氣」到底是什麼？

《孟子》裡提到：「敢問何謂浩然之氣？」孟子曰：「其為氣也，至大至剛，以直養而無害，則塞于天地之間。」《內經》則曰：「天食人以五氣，地食人以五味……」換言之，「氣」充塞於天地之間，並深刻影響著身體，是中華文化裡長遠存在的概念。

簡單來講，「氣」就是天地之間的各種能量。

能量在現代科學裡有其詳盡的解釋，所以此處就不再深入探討，只想請大家感受一下，微風的流動是能量驅動的，汽車的奔馳是能量驅動的，植物的生長是能量驅動的，喜悅的散布是能量驅動的，也就是說，不管是有機物或無機物，不管是自然界或人造界，不管是實質或者非實質，各種變化的背後莫不是能量所驅動。而這裡的能量，不管是今人已知或未知，古人全統稱為「氣」；至於微風的流動、汽車的奔馳、植物的生長、喜悅的散布……通通是「氣」的作用表現。

那麼，靜止的物質裡有沒有能量？有的，例如果實裡存著能量準備入地生長，這股能量是氣，未必被感受到；看不見的非物質裡存不存在能量？存在的，例如微風拂面就可感受到風的能量，這股能量也是氣，可以被感受到。

因此，「氣」是能量，可能蘊藏在物質裡，也可能蘊藏在非物質裡，甚至可能蘊藏在物質與非物質之間，只不過「氣」必須呈現其作用才能被感受到，因此從另一個角度來論，感受不到「氣」的作用未必代表「氣」不存在。

有些「氣」已經經由現代科技證實了它的存在，比如過去引發瘟疫的「戾氣」，從中西醫學理論的比對來看，已可證實是病毒或細菌之類；有些「氣」即使現代科技還無法證實它，卻不代表不存在，比如「肝氣」、「元氣」、「精氣」、「神氣」等等；因此，我們可以為「氣」下一個更精準的定義：不管各種「氣」在當前是已知或未知，「氣」只是古人以宏觀智慧創造出統括「能量」的一個代名詞，所以不必為其蒙上神祕面紗而否定它的存在。

就像我家孩子們經常在快下雨時，告訴同學要下雨了，可是同學們總覺得：「怎麼可能知道啊？」她們說：「空氣中布滿水氣的味道呀！」可是同學們就是感受不到；這個水氣的味道正是天地之氣運作後所呈現的跡徵，相信大家都可以同意，感受不到這股水氣並不代表這個「氣」不存在，所以，如果因為感受不到而不相信，甚而指責未經科學驗證就不能相信，多數人應該也覺得荒謬至極；但是，這不正是當今中醫所面對的不友善環境嗎？

因為能量是為了推動各種作用而存在，所以「氣」必須無所不在、無時不存，才能夠支撐世間無時無刻、各式各樣的變化；那麼當「氣」進到人體裡，為了維持生生不息的性命，也必定存在推動生命活動的各種能量，就像汽車燃燒中的汽油，至於能量運作後所呈現出來的作用就是各種生命活動，就像汽油燃燒可以讓車輛快速奔跑；因此，任何與人體有關的生理、病理、診斷、治療必定脫離不了「氣」，而目前的現存醫學系統裡，對「氣」或能量的談論就以中醫系統最為完整且深入，所以大氣中醫才會百般強調：中醫其實就是氣的醫學，故僅以「大氣中醫」帶著大家重新認識無所不充的「氣」。

3.

一氣流行

萬氣一元　流行全身

就像前一節所講，為了維持生生不息的性命，人體必定存在推動生命活動的各種能量，這些能量就是中醫經常講的「氣」。

傳統上，中醫談「氣」會概分為先天上得自於父母的先天真氣（或稱為先

中醫內氣圖

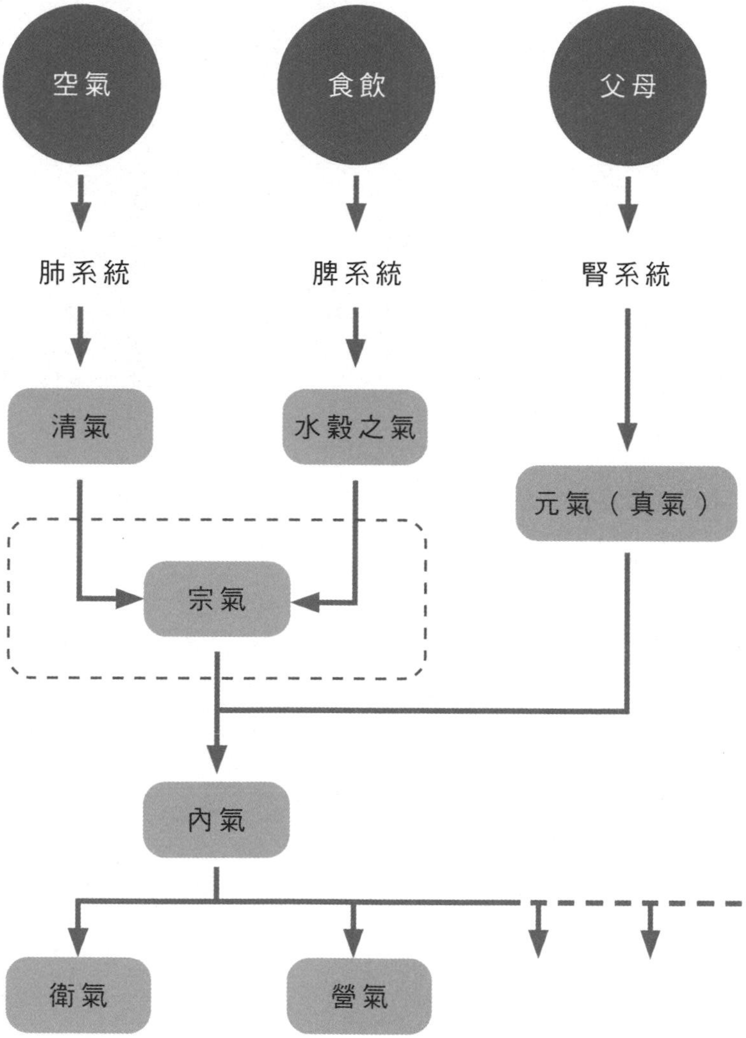

天元氣）、後天上得自於營養的水穀之氣、以及從呼吸而來的清氣，並由水穀之氣和清氣融合為宗氣，再由宗氣與先天真氣融合為身體的內氣[1]，成為人體各種「氣」的根源，接著再從內氣分出各式各樣作用的氣，經三焦系統提供給身體使用[2]，比如行保衛功能的衛氣、可營養周身的營氣……等等；從上面簡述裡可以得出一個結論，所有可作用在身體裡的「氣」都有同一個根源——也就是「內氣」。

只是，「內氣」的根源又是什麼？

人自呱呱墜地大哭那一刻起，開始有了自我呼吸，就在那一剎那，人體之氣開始交融天地之氣，並從肺經開始，逐一打開了全身的經脈循環；那麼在此之前呢？也就是胎兒時期呢？在胎兒的封閉系統裡，推動著胎兒經氣血循環以齊全胎兒臟腑功能的是什麼呢？答案則是先天真氣。

先天真氣主要來自受孕時精卵所內藏的父母真氣，以及胎兒成長時由母體所攝取以供應胎兒養份的水穀之氣，還有母體呼吸以供應胎兒氧氣的自然界清氣，而胎兒的先天真氣還會受母體情緒波動、生活習性、舉凡會影響母體身心健康的任何因素所干擾；以上說明提示了要如何才有可能生出身體健康、情緒穩定的寶寶，不過這並不在本書想討論的範圍之內，就且擱下不談。

出生之後，人體開始了恆長不歇的呼吸；一般人可以數周不食、七日不飲，才會面臨死亡關頭，卻不能夠長時間不呼吸[3]，因此也可以這麼說，人活一口氣，一呼一吸之間的「氣」就是生命，氣聚則命存，氣散則形亡，有誰能否認這樣的事情？至於極少數突破呼吸極限的奇蹟人物，推測是在有意無意間

註1 人體之氣藏於丹田，通過經絡而運行全身，此氣可稱為元氣或真氣或內氣，但元氣或真氣的定義較多，容易混淆，因此恩師選用道家及武術界習慣的「內氣」一詞，也藉此突顯丹田之氣運行全身之意。

註2 三焦者，元氣之別使也。

註3 科學推論人類在真空狀況下最多只能維持一分鐘，而目前最長憋氣記錄也不超過半小時，所以人類無法長時間不呼吸。

練就了特殊呼吸法才能提供身體綿綿不絕的氣，也就是說，最終應該還是靠著充足的氣而創造奇蹟。

若從非宗教的角度來說，每個生命的起源就在精卵結合那一剎那開始，由先天真氣催動了生命的化生，包括有形形體的形成——例如細胞的分裂、神經的延伸、臟腑的形成等等，以及無形功能的活動——例如血脈的運行、經氣的傳導、臟腑的運作等等，故先天真氣在出生前就是身體內氣的根本；而先天真氣從出生後便落入丹田潛藏成為先天之氣[4]，並加上後天的水穀之氣及呼吸清氣共同充實身體內氣，也就是說，無論是臟腑之氣、經絡之氣、呼吸之氣、陰陽之氣……等，都是從內氣化脫而來，可是不管是出生前還是出生後，內氣的最重要根源都是先天之氣。

因此在人體裡，內氣是萬氣之源，先天之氣則是內氣之根，這一氣化萬氣而周流全身，推動了人體所有生命活動，至於推動所有生命功能的各種萬氣，卻實為一氣所出，就如同太極化生萬物，但化生太極之前的無極卻是渾沌一氣一般；也就是說，只要掌握了內氣充足與否？如何運行？運行順暢否？就等於掌握了邁向健康的神祕鑰匙。

二分陰陽　陽主陰從

在中華文化關於宇宙形成的觀念裡，氣之清輕者薄靡向上而為天，天氣之重濁者凝滯向下而為地，也就是太極生陰陽兩儀，陽氣清輕向上，陰氣重濁向

註4　先天真氣在出生後便潛藏至丹田，並於出生後加入後天之氣併行，古云：先天之氣在於腎，後天之氣在於脾，因此脾腎二臟實為主導健康的關鍵。

下，是最自然不過的一種先天運行方式，因此，天呈現出最大的陽氣，地承載著最大的陰氣；《黃帝內經．素問．寶命全形論》曰：「夫人生於地，懸命於天，天地合氣，命之曰人。」天地合氣則為人，由此可知，人是由陰陽二氣所共同形成。不過，在中醫天人合一的觀念裡，人體是宇宙的縮影，因此，宇宙之陰陽源於無極的混沌一氣，人體之陰陽二氣則源於身體內氣，並非由外而來。

只是，若依此先天運行方式，陽永遠在上，陰永遠在下，陰陽將永遠無法相交，就無從化生後天萬物，所以兩儀的純陰純陽（是為先天八卦之天地乾坤），在上的陽氣隨著陰氣重濁向下而潛入下方的陰氣之中（是為後天八卦之坎水在下），在下的陰氣隨著陽氣輕清向上而提至上方的陽氣之中（是為後天八卦之離火在上），形成太極的陰中有陽、陽中有陰，進而陰陽交融以化生後天萬物；其中，陰中之陽不被陰所滅是為真陽，陽中之陰不被陽所吞是為真陰，擁有了真陰真陽才能化生無窮。

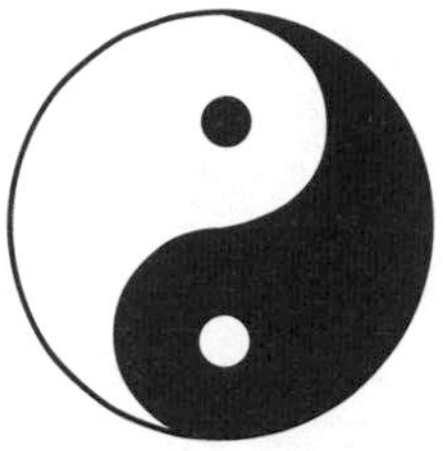

太極兩儀圖

左升右降
左側陰隨陽升而腎水上承
右側陽隨陰降而心火下達

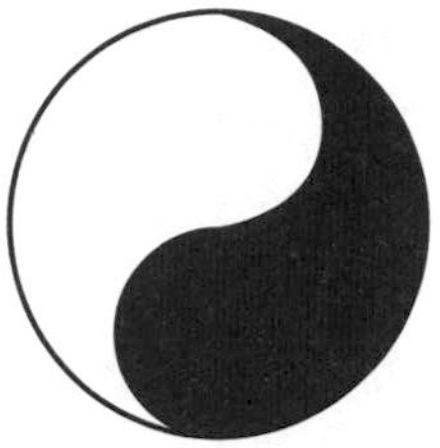

二分陰陽圖

左（陽）升　右（陰）降

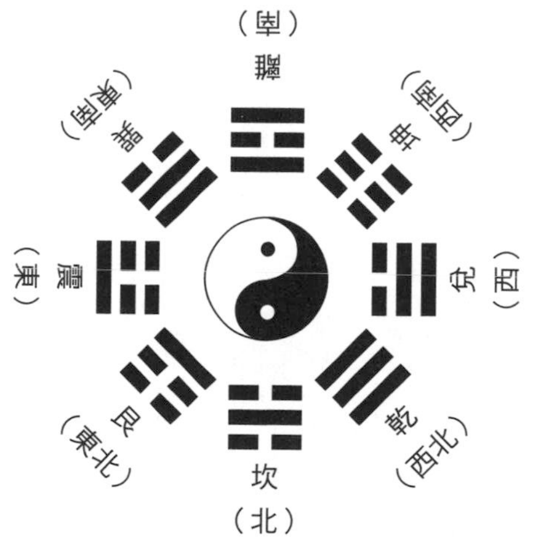

後天八卦圖

離火在上　中間陰爻是為真陰
坎水在下　中間陽爻是為真陽

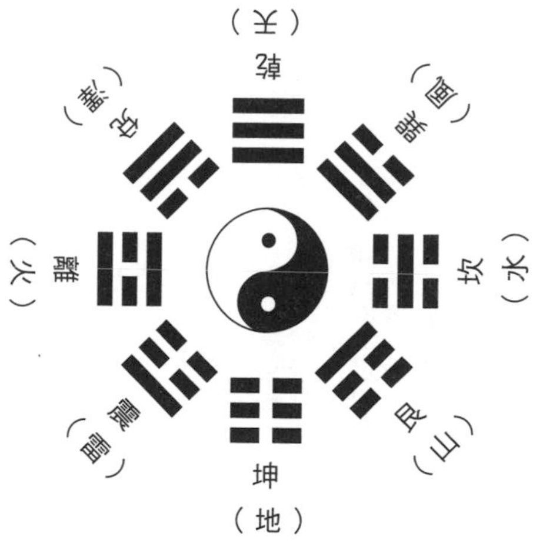

先天八卦圖

三陽為乾在上　三陰為坤在下

在古中醫裡把人體內氣運作談得最淋漓盡致的莫過於圓運動[5]，其中一個重要觀點：「腎水上承以平心火，心火下降以溫腎水」，談的其實正是真陰真陽；在中醫五行裡，腎主水、心主火，中醫並將人體分三個範圍，橫膈以上屬上、肚臍以下屬下、兩者之間屬中，其中心火在上、腎水在下；所以依正常運作來說，水抑火亢，腎水向上平穩心火，形成心火中的那股真陰，以避免心火過亢，火暖水涼，心火向下溫暖腎水，形成腎水中的那股真陽，以避免腎水過涼，如此形成真陰在上而真陽在下的水火既濟之象，萬物才能交融產生作用，正如太陽在天卻溫煦大地，溪河在地卻蒸騰入天，天地氣流以動，萬物隨之以生。

這一小節說明至此，可以看出陰陽在中醫裡的重要性，絕非一般人或多數現代中醫所認為：陰陽只是種哲學思想而對中醫沒有實質的指導作用。在中醫學說裡，陰陽除了說明出人與天地之間的關係之外，更貫穿所有中醫學術的生理學、病理學、診斷學、治療學等等相關學問，實實在在地從根本指導著中醫。

因此我們有必要簡單介紹一下陰陽：粗淺來說，有形的物質是「陰」，無形的功能是「陽」；原則上而言：

陰是有形的、陰沉的、灰暗的、流體的、水、向內向下的、靜的、器質的。陽是無形的、光明的、鮮豔的、氣體的、火、向外向上的、動的、功能的。

總綱說來，陰是收為己有，陽是有化為無。不過，陰陽是兩兩相對的，也就是說，陰陽並非絕對，舉例來論，晚上陰沉是陰，白天光明是陽，這是白天與晚上相對來看，可是晚上半夜與晚上凌晨相對來看，半夜更加陰沉為陰，凌晨漸有光明為陽；另外，陰陽中還有陰陽，可細分至無窮，比如說：男為陽、女為陰，男可再分陰柔男性為陰、陽剛男性為陽；火為陽、水為陰，水可再分冷水為陰、溫水為陽。

註5　圓運動的觀念相當重要，談的是陽氣的升降，說是大氣中醫的中心思想來源也不為過，但到底不是本書主題，有興趣者應深入研讀黃元御前輩及彭子益前輩的相關著作。

另外，關於陰陽還有一個重要觀念：陰陽是依賴著彼此才能成就一個完整，否則，陰若無陽是死物，陽若無陰也發揮不了作用；不過，任何形器（包括人體、某臟某腑等）會發揮什麼作用，卻是由「陽」在主導，就像一個器皿，裝了飯菜就是食器，擺上花葉就是花器，所以宇宙的陰陽法則是「陽主陰從」，也就是陽氣主導而陰器跟從，這樣才形成了萬物萬象。

自然界最明顯的陰陽莫過太陰[6]與太陽，人類並非夜行性動物，所以人類是以太陽升落作為一日的開始與結束；中醫講究天人相應，也就是人體的小宇宙是環境大宇宙的縮影，因此人體陽氣的漲退也相應著天上太陽升落，正所謂「陽氣者，若天與日，失其所則折壽而不彰」，更是明白指出，陽氣一如天體太陽，主導著人體健康及壽命，一旦人體失去陽氣，就會影響健康、甚至減少壽命；因此，陽氣對健康的重要性，豈可輕易忽視？

化生氣血　周身運行

身體內氣除了化為概念上的各種相對陰陽，還化為實際的氣血運行全身；其中，氣血的「氣」泛指各種運行於人體的能量，比如，潛藏於丹田的先天之氣可稱為丹田氣，行於經絡之間的稱為經絡氣，運行臟腑功能的則稱為各自臟腑之氣如肺氣、脾氣、膽氣……等，這些各式各樣不同的「氣」都源自於內氣，其根在先天真氣；而血亦由先天真氣所化生，除了萬物化生均源自一氣的基本概念可說明之外，先天真氣屬中醫腎系統，中醫腎系統內容包含腎臟（但

註6　古之太陰即月亮。

不只有腎臟），腎臟可分泌促紅血球生成素 Epo[7] 來刺激骨髓造血，是為現代醫學之佐證。

內氣能藏納於身而不散，運行周身而四佈，靠的是血，這概念類似紅血球將吸進來的氧氣捉住，再將氧氣送到全身四處為人體使用，故中醫云：「血為氣之母」，但此句之意並非是氣源於血，反之，血乃先天真氣所化生；而血能順暢運行全身，靠的是氣，例如紅血球如果個個吸飽氧氣，則紅血球均帶正電，因相斥而快速運行無礙，但若部分紅血球因故無法載足氧氣，則紅血球或帶正電、或帶不等之負電，反而會因相吸而易凝，無法順利運行全身，故中醫云：「氣為血之帥」，即指以氣統率著血，衝遍全身。

因此，氣無血不運，血無氣不生，內氣必先生血，而後血方能載氣周身運行。

五行藏象　內藏訊息

中華文化裡，經常提到五行，木、火、土、金、水，五行所指並不是這五種物質，若單指這五種物質稱之為五材。五行是古人將天地之「氣」的運行方式統整歸納成五種，用以看待宇宙所有的運行變化，其中火氣主升，水氣主降，木氣主出，金氣主入，土氣居中為軸[8]；例如：植物萌芽扎根是木氣舒展

註7　促紅血球生成素 Epo 乃 erythropoietin 的縮寫，成人百分之九十的促紅血球生成素是經由腎臟製造，在腎臟功能良好的情況下，一旦貧血發生時，腎臟感受到缺氧，就會產生更多的促紅血球生成素來刺激骨髓中的造血幹細胞，以製造更多紅血球而增加對身體的氧氣供應。

註8　脾胃屬土為軸亦是圓運動裡的重要觀念。

的反應，對應春天的生發之氣，植物蓬勃生長是火氣上升的反應，對應夏天的滋長之氣，植物枯黃結果是金氣內斂的反應，對應秋天的收斂之氣，植物枝葉枯落是水氣下藏的反應，對應冬天的潛藏之氣。

恩師提過，九層塔有行氣之效，尤其適於白領階級或讀書人因坐臥過多且少動所導致的氣鬱現象，一週食用一次九層塔炒蛋可以舒解此象；當九層塔開花之時，若不將花摘除，一開花則意帶秋斂的金氣至而葉枯，也就是說，金氣的收斂之氣一至，葉子就老化不能吃，但若此時將花摘除，即可抑制金氣收斂之氣，使九層塔常保夏日火氣蓬勃生長之態而生生不息。

又如皇宮菜是一種藤蔓植物，若順其自然發展，則蔓細葉小間疏，若時時摘除其尖段枝蔓，抑制其結子的秋收傾向，也就是抑制金氣，植株則可停留在夏長之火氣，於是藤蔓漸粗、葉片漸大、間隙漸密，就有肥厚的皇宮菜可供食用。

從以上二例都能夠看到古人在日常生活裡靈活運用五行氣的智慧。

古人還依五行之氣，把屬性類似的「象」——包括各種組織、器官、作用、物質等——歸藏成同一系統，名之為「藏象」[9]，形成了中醫的中心思想；五行之氣對應在五臟分別是肝木、心火、脾土、肺金、腎水，故「藏象」又意涵著「臟象」，是為「藏在各臟的現象」統整；也就是說，在同一藏象裡的各種組織、器官、作用、物質等，其「氣」都有類似的運作方式而相互耦合成同一個系統，因此藏象成為中醫最基本也最重要的生理學，能夠把各種生命活動化繁為簡成五種不同的「氣」的運作方式。

其中每一個系統包含許多小系統，例如五液的肝主淚、心主汗、脾主涎、肺主涕、腎主唾，五體的肝主筋、心主脈、脾主肉、肺主皮、腎主骨，這部分詳細可參照後世整理的五行表。（見第四八至五〇頁）

中醫的肝、心、脾、肺、腎五大系統指的是藏象，雖與西醫的解剖學有所重疊，卻不能單純對應成解剖學上的肝臟、心臟、脾臟、肺臟、腎臟，例如聽

註9 「藏」為古之「臟」字，象即現象，所以藏象即臟象，五臟所藏之現象。

到中醫說肝不好，泛指的是中醫學說裡肝系統的藏象異常，未必是解剖學上的肝臟出了問題，有時候也許只是「肝主筋」的筋出了問題，有時候也許只是「肝主情志」的情志出了問題。

藏象的重要性在於能夠很直接地推論病理機轉並指導臨床診斷，雖非本書論述之重點，因此僅以此小節簡單帶過，但藏象學說絕對是學習大氣中醫之後，不可不深入的重要環節。

中醫五行表

五行	木	火	土	金	水
五臟	肝	心	脾	肺	腎
五腑	膽	小腸	胃	大腸	膀胱
五色	青	赤	黃	白	黑

五方	五時（年）	五時（日）	五化	五氣	五味	五臭（ㄒㄧㄡˋ）	五志	五竅	五體	五榮
東	春	平旦	生	風	酸	臊	怒	目	筋	爪
南	夏	日中	長	暑	苦	焦	喜	舌	脈	面色
中	長夏	日西	化	濕	甘	香	思	口	肉	唇
西	秋	日入	收	燥	辛	腥	悲	鼻	皮	毛
北	冬	夜半	藏	寒	鹹	腐	恐	耳	骨	髮

五聲	呼	笑	歌	哭	呻
五音1	角（ㄐㄩㄝˊ）	徵（ㄓˇ）	宮	商	羽
五音2	ㄝ	一	ㄡ	ㄚ	ㄨ
五液	淚	汗	涎	涕	唾
五神	魂	神	意	魄	志
五主	色	嗅	味	聲	液
五穀	麥	黍	稷	稻	豆
五菜	韭	薤	葵	蔥	藿
五果	李	杏	棗	桃	栗
五畜	雞	羊	牛	犬	豬

真氣盈縮　蓄積釋放

萬氣一元，均源於內氣，其根為先天真氣，兩分為陰陽構成全身，並化生成氣血遍佈全身運行，以作用在臟腑肢體，並入於臟腑分成五行之氣，細密運作全身作用；由此可知，內氣或先天真氣的足與不足，左右著所化生的萬氣充足與否。

但凡人體「內氣」蓄積於丹田，經由三焦系統，釋放於經絡，再經由三焦系統及經絡之氣貫通全身——包括臟腑及肢體——來進行各種生命活動，最後再由五臟六腑的生理作用，從呼吸、飲食、練功……等方式把氣蓄積回丹田，如此循環不已，維持著人體機能及生命；也就是說，「內氣」被釋放以進行各種生命活動，而各種生命活動不斷消耗著內氣，所以我們須靠各種方式補充

「內氣」，並想方設法使之蓄積回丹田才能形成內氣，以繼續供給生命活動來消耗。

例如，用眼看手機要耗內氣，用腦想事情要耗內氣，手腳的活動要耗內氣，臟腑的運作要耗內氣，所有的生命活動都要消耗內氣，端看如何用最小消耗的生命活動再補充回來，總之，生命就是一場「內氣」消耗與積累的拔河。

只有「內氣」的蓄積與釋放達到平衡，才是中醫所謂之平人[10]，因此，人體的健康與否端看「內氣」的蓄積與釋放平衡與否，要找回基本健康就要想辦法平衡「內氣」的蓄積與釋放，甚至「內氣」的蓄積必須大於釋放，其備用存量才能應付急症或急用的不時之需，達到真正令人安心的健康狀態。

註10 平人，出自《黃帝內經》：「平人者，不病也。」指健康無疾之人。

4. 正邪虛實

正虛邪實

中醫學說裡經常聽到虛實二字，虛實二字的字面意義乃是：虛為不足，即東西有所不夠，實為多餘，即東西多了出來；可是我們對虛實二字的重要認知應是，虛為正虛：即正氣有所不足，實為邪實：即邪氣過於多餘，因為邪氣並非身體所需的能量，虛了、不足了就不足為懼，而正氣則是身體所需的能量，實了、多出來了則有益健康，所以中醫所稱之虛實，凡虛必為正虛、凡實必為邪實。

正虛邪實看似相對不相干，實際上則相互影響，若把正虛想成水管的水流量不足，並將邪實想成水管的多餘淤塞物，那麼，正虛水流不足，則淤塞物不易被沖走而沉積在水管形成邪實，邪實有淤塞物，則影響後段水流量而形成正虛，因此，正虛可導致邪實，邪實可導致正虛，二者往往互為因果，糾纏不已。

知道虛實要做什麼？因為明白了虛實，治療原則就隨之而出：虛則補益，實則瀉除，虛實夾雜呢？那就補瀉同施，因此說正虛邪實的觀念指引著中醫治則一點也不為過。

從這裡又可以回頭思考一下，若虛指的是邪虛，難道要補邪氣嗎？若實指的是正實，難道要瀉正氣嗎？所以虛必為正虛、實必為邪實是無庸置疑的。

四虛多實

先天真氣化生「內氣」，「內氣」再變化為陰陽氣血，陰陽氣血架構全身系統，是身體之所需，乃為正氣，若虛損則全身系統難以完滿，故正虛有四：陰虛、陽虛、氣虛、血虛。

邪氣非身體之所需，容易致人於病；邪氣可能來自於自身，例如飲食、情緒等，飲食不節可使消化不良而積食，各種過度情緒都容易使身體緊繃而諸氣不順等；邪氣也可能感受於環境，例如六淫、意外等，六淫指的是六種不正常的氣候變化，包括有風、暑、濕、燥、寒、火，意外可致局部充血而瘀、骨架位移而氣不順等；但凡邪氣過盛而超過身體的排除能力，就會形成邪實的局面，故邪實有多：風侵、寒凝、濕遏、燥傷、火淫、氣鬱、血瘀、痰阻、食積等。

因為正虛邪實的觀念指引著中醫治則，細分出正虛邪實的項目，則可更加細膩地規劃中醫的治療方案。

陰陽虛實

在上一小節裡，似乎已將正虛邪實的細項講完了，這一小節要闡述的陰陽虛實又是什麼？

先來想想之前提到的定義：有形的物質是「陰」，無形的功能是「陽」，「虛」為不足，「實」為多餘；再來配對做進一步定義：陽實為功能過亢，陰虛為物質不足，陽虛為功能不足，陰實為物質過多。

舉例來說，陽實是火過亢的酷熱天，可能會導致陰虛水不足的乾涸，陽虛是火不足的陰霾天，可能會導致陰實水過多的暴雨。

所以在中醫裡，陽實陰虛是一體的兩面，屬熱，但陽實陰虛屬於不同現象，陽實乃實須瀉，陰虛乃虛須補，陽虛陰實也是一體的兩面，屬寒，但陽虛陰實分屬不同現象，陽虛乃虛須補，陰實乃實須瀉；這樣一來，臨床只要分出陰陽虛實，既可概分重要的寒熱，又可統括中醫的治則，中醫系統的定性至此歸納成簡要的陰陽虛實。

陰陽虛實的中醫定性，若再加上五行肝、心、脾、肺、腎來定位，定位加定性則能包含萬病，例如：急性肺炎是實實在在的急性發炎，乃肺陽實，貧血是實質血球不足，乃心陰虛，消化功能不良是腸胃功能不足，乃脾陽虛，肝腫大是肝臟實質變多，乃肝陰實。

定位定性一出，則可得中醫治則、可尋相關用藥，例如：消化功能不良既是脾陽虛，那麼就要補脾陽，可使用甘溫藥物，決不可使用苦寒藥物。

陰陽五行是入門中醫相當簡要的診斷法則，若僅視為中華文化的玄學則相當可惜。

至此，將基本的「氣」與傳統中醫容易遇到的觀念做一個概略介紹，下一章則將真正進入「大氣中醫」的介紹。

第二章

大氣中醫

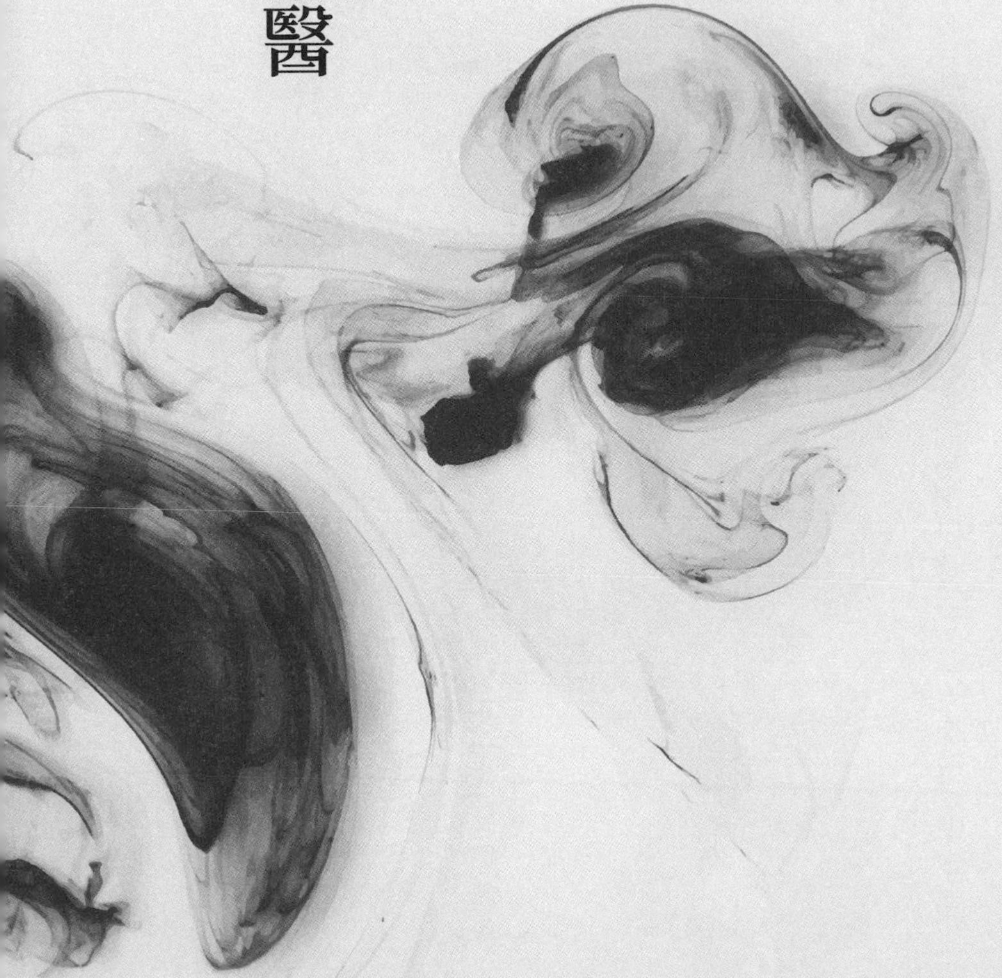

1. 行住本末

何謂行住

在這裡先介紹一下大氣中醫裡的幾個詞彙。

好端端的，為什麼需要重新學習名詞？因為中醫談的「氣」推論是中國上古的修行人經反觀內照而發現的，如瀕湖脈學裡提過，「內景隧道，惟反觀者能照察之」，指的正是張紫陽真人所載之經脈；而以下要介紹的行氣、住氣等觀念則由印度古代瑜伽修行者在修行時經內觀綜合所得，兩者同樣都來自東方古老文明，也都同樣從修行靜心中感知，所以對「氣」的看法有著極為巧妙的連繫，不過在介紹這些連繫之前，必須先介紹相關詞彙才容易說明。

・住氣・

先天真氣在中醫又稱為腎氣，在印度瑜伽裡則稱為中住氣，其實指的都是同一概念，出生之後便深藏於下丹田處；在大氣中醫裡則借「住氣」一詞來統括先天真氣或丹田氣。

・行氣・

剛剛提到中醫將內氣分了很多細目，均源於先天之氣所化生；在印度瑜伽裡則將從中住氣分出的氣總歸為三大類：上行氣、下行氣、遍行氣；在大氣中醫裡則借「行氣」一詞來統稱上行氣、下行氣及遍行氣。且顧名思義：

上行氣是一切向上作用的氣，比如五官運作之氣、向上運行的經絡之氣（即所有陰經[1]）等等。

下行氣是一切向下作用的氣，比如腸胃運作之氣、向下運行的經絡之氣（即所有陽經[1]）等等。

遍行氣是遍行全身作用的氣，比如體表防禦之氣、肢體運作之氣、四處連通之絡氣等等。

為什麼要特別提出住氣與行氣？因為根據前章所述，中醫認為所有內氣的根源是先天真氣，而印度瑜伽也提出，上行氣、下行氣、遍行氣三大行氣均來自於中住氣，所以，「住氣」就像樹木之根，三「行氣」就像樹木三大主幹，這構成了大氣中醫將生命之樹勾勒為「一根三主幹」的原型，也就是說：

上行氣（主幹）
下行氣（主幹）
遍行氣（主幹）

↑ ↑ ↑

中住氣（根）

如此一來，全身之氣便簡化成「住氣」及三「行氣」，把人體所有內氣及其根源、甚至內氣作用展現出的生命活動方向盡收其中。

註1　人體經絡的模型應該是上舉手頂天、下站姿立地，這麼一來就會發現，所有陰經方向皆是由下往上行，而所有陽經方向皆是由上往下行。

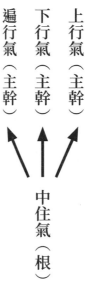

2.

一根二本

上一節提到，大氣中醫認為人體所有內氣均源於中住氣，換言之，中住氣即人體所有內氣的根本，這萬象不離其本的根源只有唯一，故為「一根」。

可是中住氣這個「一根」要不停提供各種內氣做各式生命活動，該由什麼來回補才能源源不絕？或者說，中住氣的本質又是什麼？因為知道了中住氣的本質，才能推論如何回補。

這裡就要回頭看一下傳統中醫裡的先天之本與後天之本，在五行藏象學說裡，「腎為先天之本」、「脾為後天之本」；因為人體利用腎陽蒸騰腎陰為腎氣，推動全身作用，是屬於先天俱有的真氣，所以腎為先天之本；而脾陽負責運化食物以供應水穀精微[2]給全身使用，則是後天進食後才開始產生的，是屬於後天提供的內氣，所以脾為後天之本；兩者作用均與生命緊密相連，沒有先天真氣則沒有生命，沒有後天水穀精微的補充也會失去生命，因此腎脾分別稱為先後天之本，代表與生命根本習習相關，故人體的生命根本有二，即為「二本」。

腎為先天之本，其化先天真氣的位置在於小腹下丹田一帶，就像在下丹田處燃起一個溫暖的火爐，不停以徐徐溫火來提供內氣維持生命，此火即是中醫所謂的命門之火，意即維繫生命之門的一股能量。

脾為後天之本，運化食物以供應水穀精微來維持生命，正如同現代醫學所

註2 水穀精微即現代的各種營養。

說的消化作用，可提供營養給全身的生命活動所使用；消化系統裡的小腸是吸收營養之處，其位置即在臍週腹部一帶，根據中醫「心屬火」及「心與小腸相表裡[3]」的理論，小腸也是一把火，換言之，小腸要有足夠的溫度才能完滿吸收營養的功能，這個溫度可以說來自脾陽，因為小腸屬於中醫的脾系統，也可以說與心火相同，因為心與小腸相表裡，更可以說源於命門火，因為同處臍下一帶接近下丹田的位置，這把小腸火促使食物的最終消化及營養的吸收來提供身體能量以維持生命。

「一根」位於丹田，是住氣，是先天真氣，也是丹田氣，「二本」住於丹田一帶，是先天真氣、是命門火，也是小腸火，「一根」與「二本」之間實為中住氣的一體兩面，中住氣這「一根」要靠先後天「二本」來維持這把生命的柴火，用以提供所有內氣——也就是三行氣——來推動人體的各種生命活動，所以無論是住氣、先天真氣、命門火、小腸火、丹田氣等一根或二本，莫不是人體一切功能的生命根本！

3.

三幹三枝葉

人體除了如何維持生命的柴火，以保持恆長能量準備應付無時無刻的生命活動，是很重要的事情之外，如何運行正常的生命活動，並正常地排除因各種生命活動造成的代謝廢物，也是相當重要的事情。

註3 中醫五行裡，將五行與五臟互為關聯，再將五臟與六腑互為表裡以連繫，請參閱第四八頁五行表。

三主幹

在本章第一小節提到，提供生命活動的內氣，可依生命活動的方向性概分為上行氣、下行氣、及遍行氣，是為生命之樹的三大主幹；

凡上行氣該向上而不能向上，或不該向上時卻向上；

或下行氣該向下而不能向下，或不該向下時卻向下；

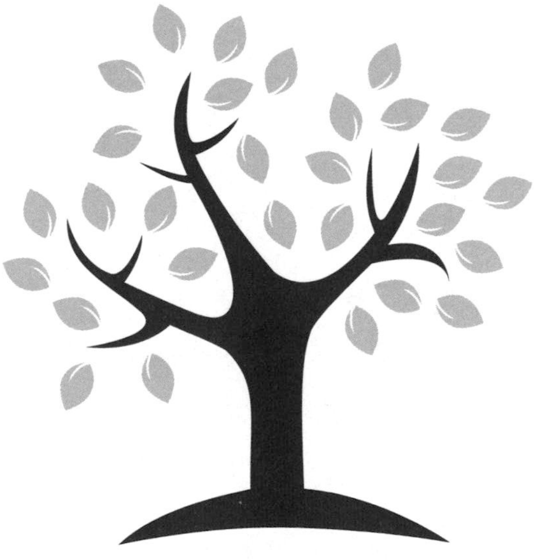

大氣中醫生命之樹

三幹三枝葉

或遍行氣該遍行而不能順暢；或不該遍行時卻亂竄；都屬於病態的行氣反應；例如腹瀉，可能是上行氣不足而無法收提，或者是下行氣過亢而過度崩瀉。

三大主幹就像三個方向不同的變電箱，帶領電力往不同方向前進作用，其背後提供電力的發電廠則是任氣這「一根」。

三分枝

中醫治病的基本原則是因勢利導、順勢而為，順什麼勢呢？順著身體的自然療能想從何處驅逐外邪的趨勢。如果身體的自然療能想從體表遍行氣驅逐外邪，便會出現表證，那麼中醫就用解表法助之，解表通常會發汗，所以也稱為汗法。如果身體的自然療能想從體內驅逐外邪，便會出現裡證，裡證或從下行氣驅之，那麼中醫就用下法助之——或瀉大便、或利小水[4]；裡證或從上行氣驅之，中醫則從吐法助之，但吐法是從腸胃道開口逐出外邪，可是腸胃道始終是以下行氣才是正常順暢的方向，因此吐法乃下法之變法[5]——就如寶特瓶一壓，下通上也通，是類似的機轉——因此吐法可併於下法同談。如果病位在半表半裡，即身體的自然療能還不確定從何處驅逐外邪，此時稱為半表半裡證，則因無表證而不可汗、因無裡證而不可下，應以和解法讓身體自行決定祛邪之勢，因此和解的結果或汗、或吐、或下、或開始出現表證、或開始出現裡證，則當繼續順勢而為，「觀其脈證，知犯何逆，隨證治之」[6]。

這三種依著自然療能的趨勢排除病邪的方法，在表宜汗、在裡宜下、半表半裡宜和，是順著上行氣、下行氣、遍行氣三大主幹的生理作用，而沿伸出來的三大主枝，最終是為了將造成各種病理狀態的邪氣排除體外。

三葉脈

要想將各種邪氣排出體外，就須經由各種對外出口，而人體各種對外的排除管道主要有三：即汗道、小便道、大便道；正常時可代謝生理性廢物，汗道主要排除氣態廢物——尤其是二氧化碳，小便道主要排除液態廢物，大便道則主要排除固態廢物；生病時各管道則可排除各種致病邪氣，汗法經汗道排除表邪，下法則經二陰[7]排除裡邪。

註4 小水即小便。

註5 吐法是下法的變法實屬臨床應用的發現，學術上的論點或有瑕疵，還請各位先進不吝指教。

註6 出自醫聖仲景先師之著《傷寒雜病論》。

這排除生理病理廢物的三大通道：汗道、小便道、大便道，是確保三大主幹及三大分枝正常作用的重要「三葉」，如同大樹之葉看似不起眼，卻是大樹行光合作用以製造養分與行呼吸作用以吸氧及排除代謝廢物的主力，甚至就像一股緩緩的吸力，左右了大樹主幹是否能流暢輸送水分、養分等生命必需品，可見這生命之樹的「三葉」重要性！畢竟不能出則無法進，沒有良好的排除管道，內氣的功能終將無法正常運行。

至此，大氣中醫已經勾畫出生命之樹，包括其本之一根二本、以及其末之三幹三枝葉；筆者與編輯第一次碰面淺談這棵生命之樹時，短短兩三小時內，編輯已經

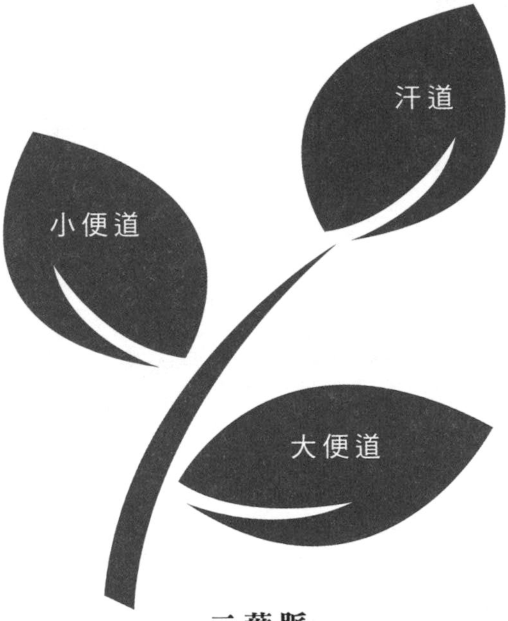

三葉脈

會使用住氣、行氣的概念，與筆者談論如何補充與排除，這套系統的簡單易懂，可見一斑！

下個章節就來簡要談談它們之間的關係。

註7 二陰即前陰尿道口及後陰肛門口。

4. 通補開潛

建立了生命之樹的形象後，接下來就是如何讓這棵生命之樹欣欣向榮起來。

通行補住

上一節提過，「住氣」是根本，「行氣」是主幹；換個角度來看，「住氣」就像河水源頭，小水涓細卻源源不絕，供應著「行氣」，使行氣如同河流般運行著全身作用；而「行氣」運行全身，作用之後，剩下來的行氣會再灌流回丹田的「住氣」裡，以保證住氣的充盈，一如河流被陽光蒸發再凝結成雨降回高山形成河水源頭；也就是說，住氣的蓄積與釋放是生命活動的根本，決定

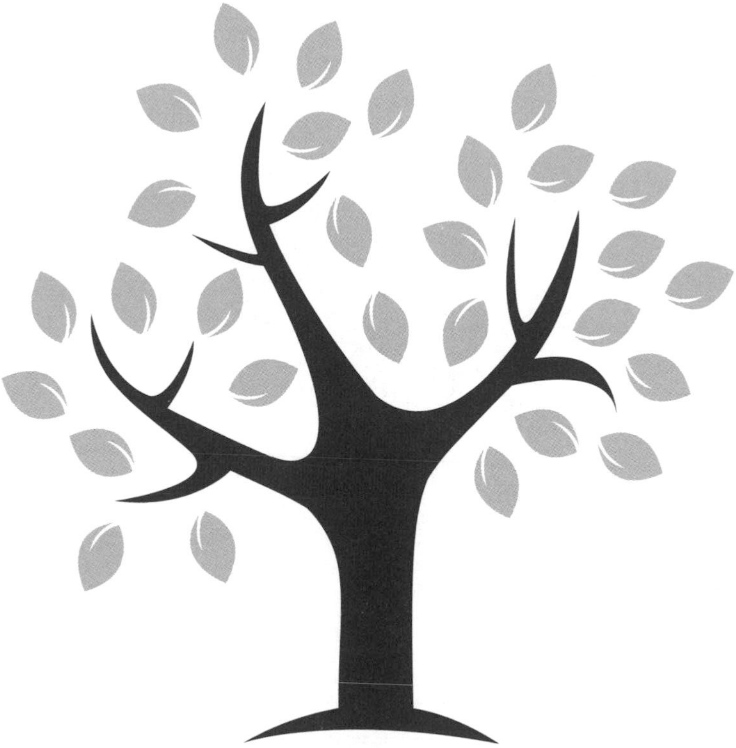

生命之樹

1. 三主幹經三葉脈「開、通」而抽出藏於根之住氣，形成三行氣遍走全身作用。
2. 行氣繞行全身消耗之後，殘餘行氣則「潛、補」回根，以充實住氣。

了人體生命能量表現的足與不足——包括抗病的能量是否充足，正呼應了上個章節的「真氣盈縮，蓄積釋放」。

因此，健康之道乃住氣充盈且行氣順暢，這樣全身之氣的循環就可常保源源不絕，身心健康可期。

如果住氣不充，則行氣亦發無力，就像水龍頭小小水流則水管內必然也只有小小水流，此能量不足之相是為中醫之「虛證」，而一如上章所述，虛證必為正氣之虛；如果行氣不暢，則行氣路徑易發滯積，就像水溝被阻而堆積許多垃圾，此多餘廢物之相是為中醫之「實證」，也一如上章所述，實證必為邪氣之實。

對應的治療方法則很直觀可以看得出來，虛證應補住氣，住氣足則行氣可暢；實證應通行氣，行氣暢則繞行全身一周回到丹田以充住氣，所以在大氣中醫裡，治療方法可被簡化為「補住氣、通行氣」兩個治則。傳統中醫也有類似治則：「補不足、瀉有餘」，正氣不足是為虛證，須補，即補不足；邪氣有餘是為實證，須瀉，即瀉有餘。在大氣中醫與傳統中醫兩者對照之下可以看出，住氣虛損是一切虛證之源，而不管哪種實證，都會造成行氣不暢，所以「補住氣、通行氣」不只是大氣中醫的治療原則，更簡扼地統整了中醫治則，甚至可以說，中醫治病八法：溫、清、消、補、汗、吐、下、和，除了補法呼應補住氣之外，其它七法皆是通行氣之法，因此「補住氣、通行氣」比起治病八法可以更為精要地掌握治病原則。

只是，應該要如何施行呢？

前面提過，住氣即腎氣，而補腎可不是件容易的事，傳統中醫裡甚至有腎氣為先天，只能消耗、不能補充之說，可見補腎（也就是補住氣）之難！不過上一節提過，住氣與先後天二本息息相關，因此若要想補益住氣，可以從脾腎二本著手。

從「陽主陰從」的觀念可知，先後天二本是經由脾陽、腎陽來發揮脾腎應有的作用；而住氣＝丹田氣＝腎陽＝命門火，所以，命門火的火力益足，住氣則益旺；脾陽的主要作用則是營養的消化吸收，以幫忙補充行氣繞行全身作用後的內氣耗損，這樣就能確保住氣的充盈。

中醫的脾胃系統等同西醫的消化系統，在這個系統裡，最要緊的莫過於小腸！無論是西醫對營養最後一個關卡的吸收作用，或是中醫所謂的分清泌濁[8]作用，都需要旺盛的小腸功能才能順利運作；自中醫藏象的表面上來看，心與小腸相表裡，心火旺則小腸火亦旺，但實際上，小腸位置接近丹田，所以小腸的火力其實直接來自於命門火！換言之，就像上個小節的小結論一樣，住氣、腎陽、脾陽、命門火、小腸火，根本就是名異實同，所以只要先天的命門火旺，後天的小腸火就足，也就等於住氣充沛，而小腸火足代表命門火旺，不只消化吸收功能好，住氣也更是充沛，反過來說，顧好住氣，等於命門火旺、小腸火足，無論從哪個觀點著眼，最後都可以得到一個結論：先後天二本均強盛，自然健康壽長。

那麼，如何通行氣呢？

還記得行氣有三嗎？三行氣各有開口——上行氣的五官五竅、下行氣的前後陰二竅、遍行氣的玄關毛孔——如果這些開口受阻，則行氣不順，即使中住氣足，人亦病氣亂矣！因此，如果骨架不正，除了影響各行氣的流暢，也可能影響開口的順暢，例如：下巴前突影響上行氣的開口、尾椎內凹影響下行氣的開口、長短腳或脊柱不正則影響所有行氣的運行等；這些都必須從調整骨架著手，骨架一正，才能確保行氣的順暢無礙。

另外，行氣若遇代謝廢物的堆積則容易受阻不暢，此時行氣「三主幹」須經由汗和下「三分枝」的方式透過汗二便「三葉」管道，來排除代謝廢物，而達到「通行氣」的目的，以使行氣順暢運行周身，將內氣舒展至全身運作，最終再回歸丹田以補充住氣。

註8　中醫界對「分清泌濁」有許多種解釋，於大氣中醫裡認為是指不同營養的不同吸收方式。

而這三葉脈彼此之間，另存有微妙的關係存在。以通則來看，汗通則下通，肺主毛孔排汗出，則相表裡之大腸亦蠕動排便出；有名的提壺揭蓋法，則是類比水壺須掀蓋或打一小洞才能順利倒水，因此毛孔一開而汗出，則下之小水[9]亦隨之流利；故汗一出則二便通是為三葉脈之間的通則。卻也有特例須銘記在心，曾遇患者半夜發作皮膚癢，經常輪大夜班，長期體寒，知其無汗，故囑其發汗，卻百般取汗不出，泡腳、按穴道亦無法取效，後來發現患者近來排便減少，經通便後立時汗出而皮膚病癒，此無汗便秘，乃身寒而三不通，因而無法排除代謝廢物致使膚癢，雖就通則來說，取汗是三通裡最重要的關卡，此例卻於通便時汗出病癒，是下通則汗通之特例。

由上例亦可看出，中醫治病不能停留在小家子氣的見咳治咳或見膚治膚，若住氣足時，可使用對症治療或一般通則，甚至沾到邊就有會有效，但若住氣不足時，則因無足夠住氣可供治療調動，對症治療或一般通則就容易失效，往往須走特例取效；因此大氣中醫裡強調，時刻須掌握好「補住氣、通行氣」的治則，才能理好「一根三主幹」，則不足自足、不通自通，於是大氣一轉，邪結乃散，病症將有機會能夠自我療癒，而無須汲汲於某藥治某症、某方治某證、某穴治某病等追求特效方穴的想法，這是何等大器的治法！

開展潛陽

人之常態相應於天地，自然界裡地重穩於下、氣輕動於上，人體亦理當呈現頭涼腳溫、上清下實之相，這樣便能像金字塔一樣上輕下重，才能穩立不

註9 小水即小便。

倒，如同傳統武術下盤宜實方穩、上盤宜虛方靈，天地萬物萬象處處可見上清下盛之態。

自然界——包括人體——都必須依著「水在上、火在下」的水火既濟之象，才能交融產生各種現象及作用。

因此，這裡回到之前提到的圓運動觀點：「腎水上承以平心火，心火下降以溫腎水」，再度強調，就人體正常運作來說：

水抑火亢，腎水會隨心火本性向上以平穩心火，避免心火過亢。

火暖水涼，心火則隨腎水本性向下以溫暖腎水，避免腎水過涼。

如此一來，人體會保持上涼下溫的正常姿態。

如果，人體因故腎水不上、心火不降，則火無水抑而隨本性益向上、水無火暖而隨本性益向下，於是內呈上盛下虛、外呈頭熱腳冷，形成火在上而水在下的火水未濟之象，水火氣流難交，於是熱者益熱、寒者益寒，形成現代人經常呈現的上熱下寒、上盛下虛之相，如口渴舌熱似火在上，卻長期冷瀉無惡臭實寒在下，或如滿臉痤瘡紅腫似熱在上，卻經常腹脹虛寒在下。

那麼，腎水不上、心火不降的背後原因為何？又應該如何處理？是否仍可從前述的住氣不足、行氣受阻來考慮，並回歸行住二氣找出問題解決，也就是回到上個小節說的「補住氣、通行氣」二法呢？

本節前段提過，腎水乃隨心火本性向上，心火則隨腎水本性向下，因此腎水不上、心火不降導致上熱下寒，或因上行氣不足或受阻而使心火無法帶動腎水向上，或因下行氣不足或受阻而使腎水無法帶動心火向下，其行氣之不足仍因中住氣不足所致而須補住氣，行氣之受阻則須通行氣，於是上熱下寒最終還是回到住氣不足、行氣受阻二因，並統歸為「補住氣、通行氣」二法來治療。

治療上熱下寒其最終目標都是為了將飄移在上的心火引回下焦溫暖腎水，那麼腎水蒸騰之後自然上升平抑心火，使身體回到正常的生理運作模式；在大氣中醫裡，將此陽氣引下之法謂為「潛陽」，亦即將陽氣下潛至丹田，而有潛就有升，上升陽氣之法則仿自然界的毛細現象，只要葉脈能夠呼吸則水自可從根吸上，在大氣醫學裡將此開展葉脈以上升陽氣之法謂為「開陽」。開陽則內氣自督脈升至上半身，潛陽則內氣自任脈降至下半身；一開，如春夏之生、長，一潛，如秋冬之收、藏，乃自然運行之理，而長夏之運化自在其中。

開展陽氣的主要手法就是開玄關[10]，亦即汗法，潛藏陽氣的手法較多，如重鎮、酸收、引火歸原……等，其中大關[11]必通，方不阻遏陽氣之下行，亦即瀉下法；玄關一開則陽氣得舒，氣機得以向上，大關一開得陽氣得降，氣機得以往下，玄關、大關二關可謂帶動全身氣機的樞紐，但萬不可誤以為瀉下法有潛陽之效，瀉下法不過開道使陽得以潛藏罷了。

開陽則邪熱[12]向上向外得散，故得上清之相，且開陽可從住氣上提陽氣給全身使用耗散，餘下的陽氣則準備向下潛回丹田；潛陽則陽氣向下向內得藏，故得下溫之相，且潛陽得以接受先後天二本之補給，飽滿的陽氣則預備向上供以開陽；是以開潛升降，循環不已，回歸平態，上清下溫。

最後以一案例做個結尾：有病友怕熱、不愛流汗，喜歡強冷冷氣的涼爽感覺，但舌脈卻呈現虛寒之相，因而判斷為上熱下寒之象；用溫熱藥開展潛陽，一邊囑汗出，一邊助潛陽，不出兩週，病友便發現流汗之後電扇吹到的局部非常冰，不但沒了以前吹電扇時全身涼爽的感覺，甚至連吹到風也覺得不舒服，換句話說知道畏寒、畏風了，於是就自動不吹風扇、冷氣了。明明使用了溫熱藥，卻從怕熱變怕冷，如何判斷真相豈不是個有趣的問題？

註10　玄關即玄府，古之汗孔。

註11　大關即肛門口。

註12　邪熱指的是外在進入人體的熱邪，以及體內產生的代謝廢熱。

迴圈無窮

接下來要談三個「不二」，所以先來瞭解一下「不二」是什麼？簡單來說，不二即是一，二者其實是同一觀念，二則一，一則二；不二亦非一，二者還是有個別差異，並非真的完全一樣。

•通補不二•

先把「不二」文法帶進「通補不二」。通行氣與補住氣其實是同一觀念，通即補，補即通，相異無二；可是，通行氣與補住氣還是有個別差異，並非真的完全一樣，因此，當通則通，該補則補，不可亂也。

這到底想說明什麼？

當河流乾涸時，有可能源於水源不足，也有可能源於途中被淤泥阻塞，亦有可能是兩個問題同時存在；水源不足時要想辦法增加水源——此即補住氣，但途中必須保持不被淤塞，才不至於浪費水源在衝開鬱阻上——此即通行氣，豈非通即是補？淤泥阻滯時要清理河道——此即通行氣，若加大水源則水力充足時，則可能衝開淤阻入到下游——此即補行氣，豈非補即是通？可是說到底，水源不足必以補水源為正治，淤泥阻礙必以通淤泥為正法，當補則補，當通則通，兩者豈真相同？

既然結論是通補並不相同，那麼為什麼還要談通補不二？

這是為了提醒，當見中住正氣不足時，也要考慮行氣是否被邪所阻而難以通過，否則住氣需耗損在通行氣上而更弱；當見邪氣阻滯行氣時，也要考慮是否正有所虛而推不動行氣，萬一強通行氣將更耗損中住正氣；也就是說，除了要學會看到真相之外，還要善用不二原則去協助另一方，所以，補住氣之時，勿忘通行氣之必須，通行氣之時，勿忘補住氣之重要。

再則，補住氣之際，住氣會自行重分配給身體使用，可能出現不舒服的排除反應，如腹瀉、咳嗽、痰涕……等，傳統中醫稱之為「瞑眩反應」，或者出現因麻木不仁而許久不再出現的舊症，傳統中醫稱之為「舊病重現」，這些都是因為補即是通，住氣一補則住氣自主進行通行氣所致；通行氣之際，住氣必須做為行氣之後援，因為通行氣必耗損住氣，可是通即是補，不通則住氣難補，所以必要通行氣時亦不可手軟，但須時刻斟酌住氣充足與否；若住氣不足而行氣又不通，就當補瀉同施，亦即通補同進，以維護全身內氣之根源——亦即中住氣。

再加入前面章節的概念：

住氣為根本，二本充之，行氣為主幹，三枝三葉以舒展，且住氣＝丹田氣＝腎陽＝命門火＝小腸火；因此，住氣一根實為二本，又可為二本所補充，得以在丹田處做為通行氣的力量源頭，是為補即是通；行氣三主幹分自一根，經三枝三葉而通暢，得以遍行全身再歸回丹田以充住氣，是為通即是補；

最後，通補不二，行住交融，周流不息，康壽可期。

• 開潛不二 •

接下來談談開潛不二，但不二語法就請自行帶入，不再冗述。

前面提過，開陽即是汗法，汗法宣肺氣，而肺主宣發肅降，因此，肺氣一宣則諸氣得降，汗法隱寓著下法及潛法，是為諸法之首，亦即開即是潛；而潛陽使陽氣能收，身體才有足夠陽氣做後備，用以正常開展陽氣，是以潛即是開。

因此，如果開陽不利則邪熱不散而上盛，因為開即是潛，所以潛陽亦將不利，使陽氣不降，而呈上盛下虛之象；反之亦然，即若潛陽不利則陽氣不降而上盛下虛，因為潛即是開，所以開陽亦不利則邪熱不散而上盛；可是，如果開陽過亢則陽氣餘少而上虛，因為開即是潛，所以無陽可潛則下亦虛，假如二本補充不足則下更虛，萬一丹田備用陽氣本就不足而下虛，最後將無陽可開而上呈大虛之象。

聽起來好繞口！白話一點說就是，不流汗則散熱不良而易中暑，而且將影響潛陽，致使丹田陽氣不足，造成上盛下虛之態；流汗過多則會傷津耗氣，陽氣大傷則無多餘陽氣潛回丹田，造成丹田真氣不足，如果二本又無法補其不足，丹田住氣就會更不足，丹田住氣一不足，就無足夠陽氣升展以供給全身使用，是以全身大虛。

某位名中醫善用麻黃附子細辛湯，另一名家因長期失眠而求問，名中醫仍是處方麻黃附子細辛湯，當晚即能深眠；亦曾建議失眠諮詢者以麻黃附子細辛湯，使用後果然沉睡多天；麻黃或附子都是科學驗證的著名興奮劑，麻黃亦是有名的發汗藥，可是只要對證，開陽即潛陽，治療失眠一樣效驗！

因此開潛陽氣二法，左右全身陽氣繞動的充足與順暢，豈可任意輕忽？

• 大小不二 •

那麼，大小不二又是指什麼？

大是指大環境，小是指小環境，不二如同前述，因此，治大環境等於治小環境，想治小環境莫忘治大環境，可是治大環境及治小環境的用藥選擇畢竟還是不會完全一樣的。

治大環境即用大氣中醫之一根三主幹及二本三枝葉的觀念，把不順的行氣調順、把不足的住氣補足，人體全身氣足氣順，則各種零碎的小症狀都有機會自行改善，就像一個國家的運輸路線四通八達而且順暢，就可以運送物資到需要的地方去修補，所以治大環境等於治小環境，也就是大即是小。

如果有時選擇從治小環境，也就是針對特別症狀或標症下手，也請不要忘記，大環境的氣若不足則無法推動，大環境的氣若不順則藥效亦難到達症狀標的，就像某地需要物資，可是運輸路線不足或因故不通，那也愛莫能助，所以治小環境莫忘治大環境，就是指小即是大。

因此，若能利用大氣中醫的概念，調整好人體的大環境，那麼各個臟腑系統裡的小環境自然可以迎刃而解，行醫豈不更加「大器」？正是大氣中醫寓以大器中醫之深意！

某女每逢為調整大環境而用解表藥[13]開陽，當月月事就絲毫都感受不到任何經痛，長期調整大環境下來，經痛程度也逐漸減少至微悶感；如果從傳統中醫著眼，一定覺得根本胡扯！解表藥怎麼可能治經痛？可是事實勝於雄辯，開陽通住氣，則陽得以潛，陽潛至丹田補中住氣，則子宮亦暖，通補不二且開潛不二，何嘗不可能溫經止痛？開陽後氣得以遍，行氣順暢則子宮收縮亦順，何嘗不可能溫宮排瘀？調好大環境後，小環境的症狀跟著改善，大小不二，何嘗不可能暖宮順經？

由此案例可知，若改以調整大環境為優先，而不拘泥眾多的個別症狀，則個別症狀可能會痊癒得莫名其妙，但只要由不二觀念仔細思之，就會明白得莞爾一笑而不認為奇怪了。

註13 解表藥指解除表證之藥，多有發汗之效果，可供開陽汗法使用。

第三章 體質簡判

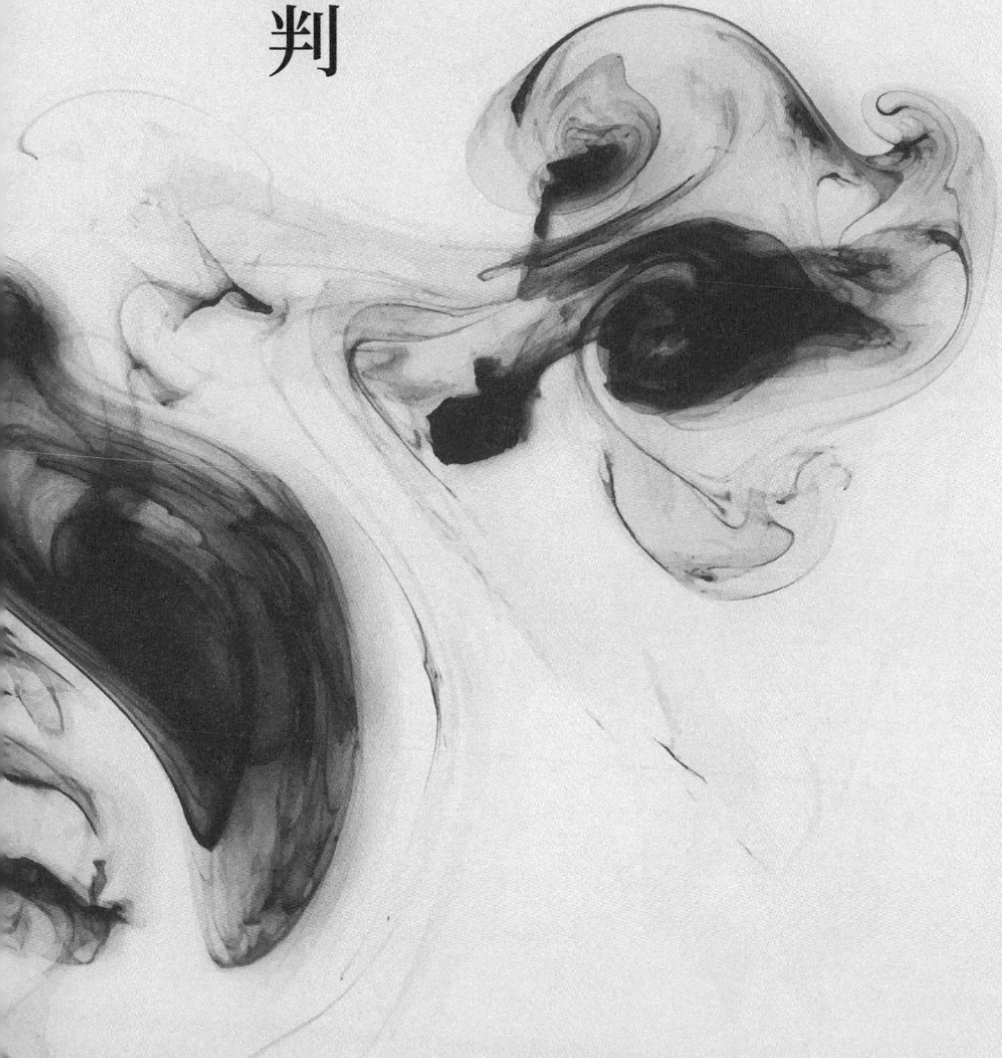

1.

辨證提要

看到這個章節，大家一定開始質疑，判斷體質不是中醫師的事嗎？我為什麼要學？我學得起來嗎？其實無意把大家訓練成中醫專業，但若能對自己體質的寒熱虛實有個基本概念，日常生活的宜忌也就能配合體質去做個人微調，比如寒性體質就要避寒就溫、熱性體質就不宜燥熱等等，是將生活中醫化的基礎概念。

中醫的診斷主要靠的就是四診——望、聞、問、切；其中問診的主觀性強，所需具備的生理學、病理學知識比較多，聞診能提供的訊息又較細微，因此在此介紹較為客觀的舌診與脈診來做自我檢測。

也許您會想，「什麼？舌脈不是中醫師才會的嗎？聽起來就覺得好難耶！」我們在這裡當然不會講太艱深的東西，中醫師也不必覺得專業受到侵犯，而大家學會基本的辨識方法後，如遇複雜情況還是應請教專業中醫師。

學習基本的中醫診斷方法是為了辨出問題所在，中醫稱之為「辨證」；中醫有許多辨證方法，皆各有所長，本書則試著從常見易懂的八綱辨證——陰陽、表裡、寒熱、虛實——著手介紹。

2.

辨寒熱

在中醫裡，寒熱幾乎可以當成是陰陽的代表，因此如果陰陽寒熱不分，中醫開口動手便錯，試想，若把像冰塊一樣的寒性體質錯認為火烤般的熱性體質，再試圖置入冷凍庫裡治療，冰塊融得了嗎？會不會更加重病情呢？寒熱若誤判就無疑是這樣狀況；因此寒熱的辨別是衡量中醫診治標準的一把尺。

要區別寒熱，可由舌象簡單區分，亦即「舌看寒熱」；不過這裡要注意幾件事，觀舌前不宜進食或大量飲水、當天也不宜刮除舌苔[1]，舌頭伸出來時不可先嚥口水、也不能用力，要保持舌頭的放鬆狀態，為了把舌面從前到後全部看清楚，還要張大嘴巴，伸舌也不可以過久，稍久就會變色，如果以上操作有任何疑慮，可先收回舌頭休息幾秒再重伸一次。

熱性體質

熱性體質的基本舌象是在不吞口水、不用力的狀態下仍然瘦小、紅豔、無苔、乾燥；缺一即非真熱或非純熱，則不應任意單純瀉火，而應找出真正病因

註1　平時本不宜刮除舌苔。

來針對處理。

在這裡要提醒一點，中華民族最愛講「上火」，想必熱性體質是很常見的？實際不然，不信您依照著簡測法去找找，真正的單純熱性體質有多少？尤其現代生活裡隨處可遇的冷氣、冰品、冷飲、生食、水果、壓力、熬夜等等，都不斷地傷伐陽氣，因此現代人已經很難遇到單純的熱性體質，或者只能在某些特殊病程裡短暫遇到而已。

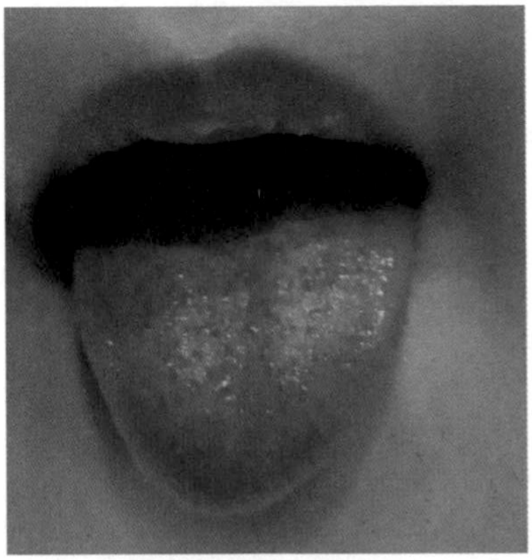

偏熱舌圖

（尚有舌津，略有舌苔）

寒性體質

寒性體質的基本舌象則與熱性體質相反，也同樣是在不吞口水、不用力的狀態下，呈現胖大肥厚、暗淡不鮮、水嫩津多，有時候兼有苔多；不過苔多為濕，體寒卻未必濕重，所以體寒也可能沒什麼舌苔，實際的寒性體質還應以舌質、舌色、舌津為判斷依據為主。

很多人容易把寒與濕混為一談，其實寒容易濕但未必濕，濕可能夾熱未必都是寒，臨床上對體寒、對水濕的治療方法也大大不相同，所以寒就是寒、濕就是濕，診治時不應混淆。

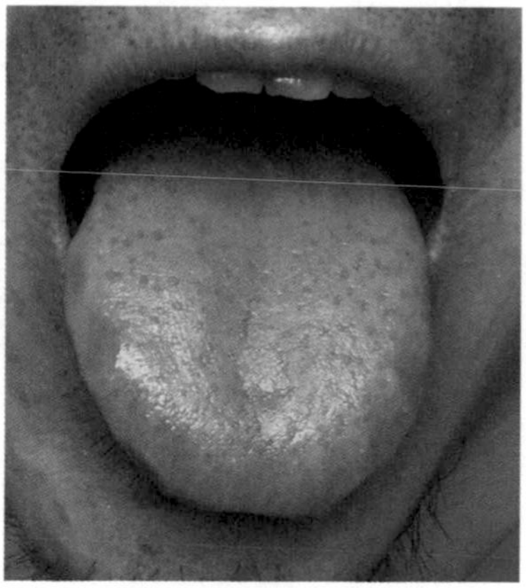

偏寒舌圖

寒熱夾雜

寒與熱既然是相對的，有沒有可能同時出現？有！當然有！比如舌瘦小紅潤、舌胖鬱紅、舌胖大乾燥……等各種綜合表現，此時寒熱真假難辨，中醫入門者尚不能簡單判斷，不須過於勉強，畢竟舌象只是四診之一，在此介紹的簡單判別法並不能完全取代專業的四診合參。

3.

辨虛實

中醫的虛實判斷左右了治療方法——虛者宜補、實者宜瀉——因此虛實的判斷在中醫臨床上相當重要。

虛實的簡易判斷法在於脈象，也就是「脈診虛實」；中醫古法取脈可遍及全身[2]，後人則統合在寸口處，也就是在掌面大拇指側的腕關節取脈動，在解

註2 全身脈法是指三部九候。

剖學上即是橈動脈處，不過這並不代表全身脈法失去它的意義，只是初學者可以先從寸口脈下手，就有機會由全息論[3]得知全身氣血分佈的訊息；但本書畢竟非脈診專書，因此以下僅簡單介紹位置及相應藏象供大家參考。

每手寸口脈都可分為寸、關、尺三部。寸、關、尺的位置是依序由腕往肘分布，腕關節第二橫紋為寸部，腕部高骨後方為關部，再後為尺部，二手共有六部；每部還可分出浮、中、沉，浮、中、沉位置則是依序由皮膚至骨分布，輕觸皮膚為浮，重按至骨為沉，浮沉之間均為中；如此一來，每手至少有九處脈象可供記錄。

左／右	浮（輕觸皮膚）	中（浮沉之間）	沉（重按至骨）
寸（腕第二橫紋）			
關（腕高骨後方）			
尺（關之後方）			

寸口脈的全息對應則從臟象五大系統論之，自寸而尺來看，左手對應心、肝、腎，右手對應肺、脾、命門，再加上個脈浮在表、脈沉在裡，一般而言，這樣對應已經得已簡單分析全身的氣血分布狀況，對辨證論治來說是效率相當高的診斷方法。

右手	寸（肺）	關（脾）	尺（命）
左手	寸（心）	關（肝）	尺（腎）

註3 在此的全息是指由脈全息投影全身。

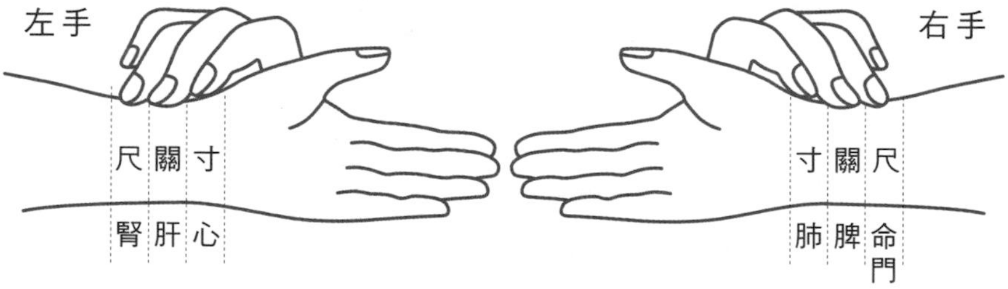

寸尺關的對應臟象

實證與虛證

脈象講那麼多，聽起來好專業啊！要拿來判斷虛實有那麼容易嗎？有！只需先行總按，也就是寸關尺三處同時把按，然後由輕而重，也就是由浮而沉，感受整體脈象就可以簡單判別虛實；其中脈象有力而搏指即為實證，脈象無力且軟弱即為虛證，其正確率相當高！

另外，總脈之根在尺部，尺部對應到腎即丹田氣，個別脈之根則在沉部，所以尺脈無力或沉部無力時，也代表著住氣正虛或後援不足之象。

當我身為中醫部住院醫師時，曾跟診一位名中醫老師，他曾說過，「我不精把脈，我把脈只會把有力或無力。」當時還懵懵懂懂不明白為什麼？還以為中醫老師是否留了一手？其實這是深厚功力累積出來的精髓啊！以脈辨虛實就是這麼容易！

虛實夾雜

那麼，為何還要說明寸關尺的相應藏象？

這是因為有時候總按時我們會感受到某一部特別有力、或者某一部特別無力，有時候分按（即單指按單部）時才會感受到每部脈象的有力無力之不同，這裡面就藏著無力之部是虛、有力之部是實的虛實夾雜，甚至是浮而有力卻重按沉部無力的正虛邪實之證，此時虛實夾雜的背後真相，可從行住二氣、藏象學說、六部脈象的迴圈關係[4]去思考出真正的病機，不過這就必須是對中醫有

註4　六部脈象的五行迴圈關係是左尺腎水生左關肝木，左關肝木生左寸心火，左寸心火下降為右尺命火，右尺命火溫熙生養右關脾土，右關脾土生右寸肺金，右寸肺金如天降雨而生左尺腎水。

心者才需要做的事，大家能明白虛實夾雜不可純補或純瀉就好。

還有一種虛實狀況則是隨病程而異，例如脈本虛但補則有力，表示虛弱的身體得了能量後，終於有能力拱出深層邪氣，比如脈本實但瀉後虛軟，表示邪氣一被清掉，虛弱的本相現前，一切但且隨脈治之即可。

說那麼多，還不都是專業所需？不不不！比如自己長期疲勞，想說身體虛弱，來用藥補一下好了！或者家人就好意端個補湯來了！此時脈一搭……總按至底皆有力！還能補嗎？此時宜瀉啊！或者分按只有右關有力，表示脾胃邪實堵住了，其餘的虛象若想直接進補，就可能卡在腸胃，不但造成腸胃積滯，也補不到真正虛損之處，此時應該先處理腸胃邪實再行進補，或者應同時處理，而不應輕易單純進補。

這樣簡單的自我判斷，怎可不學起來應用呢？

心律總司令

脈動的來源取決於心臟搏動，因此心臟搏動的狀況自然也左右了脈動，從現今醫學得知，延髓的生命中樞控制著心臟跳動，而中醫所謂「腎主髓」，有部分指的正是延髓這個地方，也就是說，腎氣——也就是中住氣——主控心跳，再由心臟搏動左右著脈動，中住氣既是一切氣的根本，所以將住氣顯露於外的心跳表現說是脈動的總司令應該一點也不為過。

通常來說，體積愈小的生物心跳愈快，比如鳥類的心跳就比大象快，在人類亦然，因此小孩的心跳遠比大人快，而女性的心跳一般也比男性快，從這樣角度來看心跳數，就知道心跳數不能一概而論。正常來說，成年男性每分鐘心跳數約七十二下，成年女性每分鐘心跳數約八十四下，七到十三歲小孩每分鐘心跳數約九十六下，三到七歲小孩每分鐘心跳數約一百零八下，三歲以下小孩每分鐘心跳數約一百二十下。

另外，運動過後、發燒之時、大失血時，因為身體各種需求的增加，心跳數一定會增加，相信除了大失血之外，其他二者大家應該都曾感受過。

可是，在中醫書籍上很明白指出，脈數為熱，脈遲為寒，這時問題就來了，大家習慣的心跳標準是每分鐘七十二下，難道幼稚園小娃心跳七十二下是正常？那是寒證啊！難道發燒心跳破百全是因為熱證？發燒的證型千百種，怎可能不必分寒熱而全部都是熱證？所以，為何辨寒熱不從心律數做起呢？正因為這個遲或數的標準並不容易掌握，但如果懂得心跳的基本變化，當然還是古中醫傳承下來辨寒熱的極好方法。

至於經常有人問說，心跳數愈慢愈長壽？這裡就牽涉到脈動的力道，如果心跳慢但脈緩有神力足不過亢，這句話是成立的，但如果心跳慢又脈力亢進，這是實證之象，而如果心跳慢又脈力虛弱，這是虛證之象，君不見人的最後一步必是心臟逐漸無力搏動而脈動漸弱且心跳漸慢，最後走向往生這條不歸路嗎？

總按辨脈勢

上述的把脈方式有分按判斷，也就是依左右手之寸關尺及其浮中沉部來辨別個別臟象和表裡的氣血分布狀況，還有總按判斷，也就是寸關尺三處同時把按來辨別整體的氣血分布狀況，其中總按除了可以判斷整體的虛實之外，還可辨別整體氣血的趨勢。

比如，氣血上衝則脈象呈現寸強尺弱[5]，若一路摸上去，甚至還可以細分，衝到魚際是氣血積胸，衝到大棱是氣血積心，衝到人迎是氣血積腦；無論是哪一種，其氣血之勢均為過度上行，也就是上行氣過亢，對治法就是使之下行。

反之，氣血下積則脈象呈現寸弱尺強[5]，其氣血之勢即為過度下行，也就是下行氣過亢，對治法就是使之上行。

也有氣血積於中焦[6]則脈象呈現兩關鼓大而寸關弱小[5]，其氣血之勢即為邪阻中焦，也就是中焦有邪阻遏上下行氣的通行，對治法就是通瀉中焦邪氣。

大氣醫學的診治應用其實就是如此簡單清楚。

註5 此處強弱大小之分非指中醫特定的弱脈、大脈或小脈，僅表示力道之大小強弱而已。

註6 三焦的解釋及看法分歧，此處指最常見的解釋之一，即橫膈以上的部分均視為上焦，橫膈下到肚臍上這部分則為中焦，肚臍以下的部分均為下焦。

4. 辨表裡

表裡的判斷則可以從臨床症狀，也就是問診，來做基本的簡單判斷；一開始雖說問診較為複雜，可是表裡之分卻是為了決定要將邪氣往哪個出口排除，萬萬不可混淆，因此試以本篇盡可能做個精簡介紹。

表證或裡證的概念並非指出病根之所在，而是指出正邪相爭的戰場在哪裡？也就是病邪侵人之後正氣驅邪的地方，未必與病根的位置一樣，比如：急性腎炎但發燒惡寒的時期，病根在腎，但戰場在表，此時期即判斷為表證，與腎這個病根毫無關係。

為什麼要判斷表裡呢？因為排除表邪的出口在汗，排除裡邪的出口在二便──汗二便三者合之即大氣醫學裡的三葉──如果誤判表裡而弄錯排除管道，不只病不得解，還有可能造成壞病而使病情惡化；至於半表半裡證說的是戰場表裡難辨，或非表非裡、或又表又裡，此時不能確定邪氣要往哪一葉排除，需探以和解法讓身體自己去決定，因此使用和解法後，病症或自行從表解、或自行從裡解，或轉成表證再另解、或轉成裡證再另解，後續變化比較大。

表證

表證乃指正邪相爭的戰場位置在皮膚、肌肉、筋骨等體表層面，因此任何肌體腠理[7]的病徵，都有可能歸屬於表證，比如皮膚病、肢體痠痛等等；然《黃帝內經》有云：「從內之外者調其內，從外之內者治其外」，因此外顯於體表的病徵，正邪相爭的戰場也可能是在體內而不能判定為表證。

所以，到底該如何判定表證呢？也就是有什麼徵候能明確提示正邪相爭的戰場在體表呢？古云：「有一分表證便有一分惡寒」，因此表證必然會有怕冷的現象，小自畏風、畏寒，大自惡寒、寒顫，或是遇冷會引發症狀，都屬表證

註7　腠理在此泛指皮膚及肢體肌肉的紋理及間隙。

惡寒的徵兆。

其中怕冷表徵的不同如下：

畏風——吹到風覺得不舒服，穿件外套就可以解決。

畏寒——遇到冷覺得不舒服，穿件外套就可以解決。

惡寒——遇到冷覺得不舒服，蓋厚被、近熱源仍無法解決。

寒顫——惡寒到發抖的地步。

但無論是哪一種，表證順勢而為的對應治法就是汗法，因此遇到怕冷的狀況，可以先想辨法流流汗。

不過取汗應符合以下要件：

1. 全身微似有汗但不濕衣，汗未透盡病難癒，大汗淋漓易壞病。
2. 汗出時須避寒避風以免重感冒[8]，因此不可以在冷氣室或風口取汗或更換濕衣；可是取汗空間還是要保持空氣的流通，只是注意不要讓取汗者感受到風的流動。

3. 衣物增減須適宜，用透氣的材質穿蓋暖和即可，厚裘厚被過熱容易散熱不良而徒增他證。

4. 可用熱水泡腳或泡半身澡露頭頸胸臂以助汗出，但不要全身泡澡助之，因為全身泡澡除了沒有足夠空間發汗會散熱不良之外，泡澡出澡盆之時又容易再受寒造成重感冒[8]。

5. 汗出後可用乾毛巾或擰得很乾的溫毛巾擦乾，直到收汗為止，切勿立即洗澡。

註8 重感冒之重在此音崇，是再度之意，所以，此處之重感冒是指再度感冒。

裡證

裡證其正邪相爭的戰場則在機體內部，主要是指平滑肌組成的中空器官，而人體最大的中空器官是腸胃道，包括食道、胃、膽囊、小腸、大腸，其他中空器官則如膀胱、子宮等。

因此戰場在這些器官時，主要的排邪出口在二便，女子則再加月事為排邪管道，其正常氣勢均是向下行；吐法亦是從裡排邪，但其氣勢乃向上行，是為變法[9]。

如果遇到二便不暢或月事不下等下行氣不順時，可能造成行氣不降的上盛下虛之證，此時一味地引氣下行也難引下來，反而須從通暢二便或月事著手；唯須辨虛實，且月事除了與子宮收縮有關之外，還有很多需要考慮的面向，這是臨床中醫師需要注意的地方。

只是何謂二便不正常或月事不暢？這部分是臨床最難問清楚的，想要了解之前，必須先明白正常情況到底如何？否則會淪為我覺得您不正常，可是您覺得自己很正常的爭辯裡……

正常狀況參考：

大便——

一天一至二次[10]，

每次約一條中至大型香蕉大小，

結實成條無硬塊感，

註9 吐法在前章提過，是下法的變法，但實屬臨床應用的發現，學術上的論點或有瑕疵，還請各位先進不吝指教。

註10 也有病家長時間一日解便三次，三次形質量都十分正常，亦得視為正常；但也由此可知，現代人的解便量相當不足！

圊前無明顯絞痛，

圊時快速，

圊後拭肛乾淨，

色褐[11]，味不特臭。

小便——

男子一天四至五次，女子一天六至八次，

每次解之有力，如水龍頭直接開到最大，

也收之乾脆，如水龍頭直接關上而不會滴滴答答，

溲色淡黃，味不腥臭。

月事——

二十八天週期，前後不超過一天；

每次三到五日完全收乾淨，

其中有一到二日量平，約三、四小時一般型棉片會幾乎全滿；前一、

二日以暗紅深色血片或經血為主，後二、三日則量少、鮮紅或略褐，全程無果凍狀血塊。

上述狀況是最理想狀態，現代人能完全符合者其實不多，通常二便都過少，甚至流汗也失常——要不過多、要不過少，若以大氣醫學的三葉來論，都有其積極調整的必要性存在！

當然裡證不只有二便或月事不暢的問題，凡與中空器官有關的病症都可屬之，在此僅提出現代人最常見的狀況，以呼籲大家注意二便過少的問題。

註11 膽汁分泌正常且轉化正常時，會將大便染色為棕褐色；若膽汁分泌過少時則難以染色，大便顏色會變淺而呈金黃色，甚至白灰色。

半表半裡證

前面簡單提過，半表半裡證的戰場難辨，那麼該如何簡單判斷之？但凡去掉表證及裡證所剩下的，或同見表部及裡證的，全歸屬半表半裡證。

最常聽到的半表半裡證莫過於柴胡證[12]，還有另一類半表半裡證屬烏梅證或吳茱萸證，則是比較少人提到的；在半表半裡證的部分，暫無平易近人的簡法可以協助治療，這部分還是請專業中醫師協助為佳，大家只須記得，用此類方子的後續變化很大，一定要且戰且打，見勢變化而調整。

簡易腹診

最後補充簡易腹診，是相當實用的臨床診斷方法。方法是病人平躺微屈膝，以臍為中心將全腹分為九宮格，輪流拍拍每一格，若有鼓音即表示該處有脹氣，再輪流在每一格輕柔緩緩按壓到底但不刻意與之對抗，若按之疼痛、拒按、或有明顯硬塊，就極有可能是積便在裡，此時即使症見腹瀉，仍應考慮以瀉下法去除積便才得以止瀉！這就是裡證有實時的通行氣概念。

註12　柴胡證是指需以柴胡為主藥做治療的證型，其餘仿此類推。

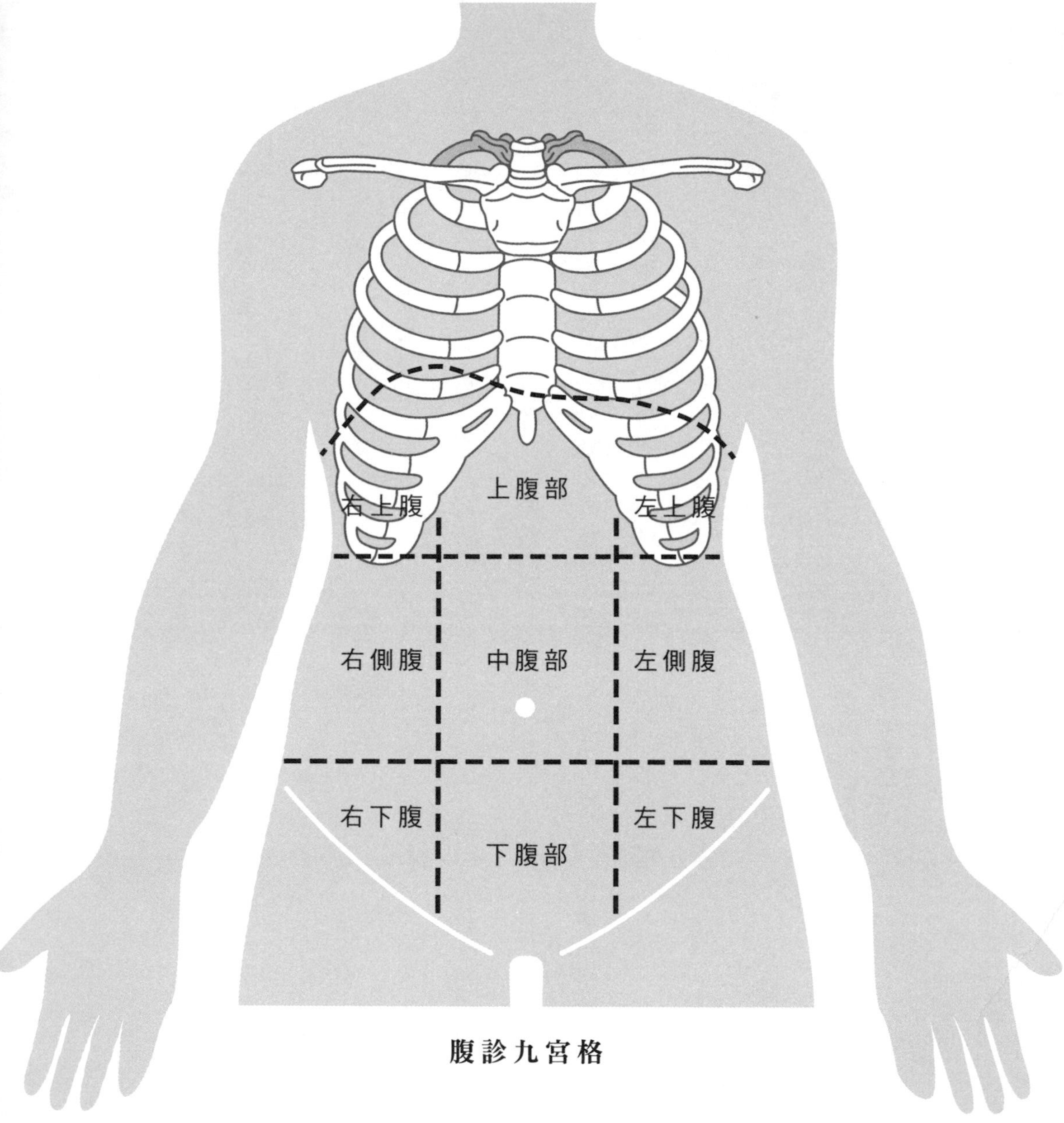

腹診九宮格

5. 辨真假

以上寒熱、虛實、表裡之辨，分別用了四診之望診、切診、問診，未用到的聞診則涵蓋聽聞聲音及嗅聞氣味。

無論是寒熱、虛實、表裡，都須時刻注意真假，比如真寒假熱、真熱假寒、大實有羸狀[13]……，以免治錯了方向而誤傷。

註13 邪實但看起來很虛。

如何判斷

證型的真假之分最難，辨證的證據主要來自主觀的問診表述及客觀的望診、切診，其中主觀表述屬事實，但究竟屬病因或病果？卻需客觀證據來判斷。

例如：明明很容易疲倦，自覺虛損，可是脈一把卻是相當有力，那麼疲倦是因邪壅而耗正或阻礙正氣，疲倦在此只是病果，絕不得補虛，以免犯了實實之謬[14]。

又例如：主訴口渴、眠差、煩躁，自覺上火，可是舌一伸卻胖大嫩濕、脈一把卻無力軟弱，明明一付虛寒無陽之象，再問可能手腳冰冷、大便經常水瀉無味，此時症狀寒熱夾雜，應以相對客觀的舌診、脈診來判斷，才不致於被複雜的症狀所左右，此時萬一被主訴牽著跑，也以為火旺而投以寒藥，可能將劫伐最後一絲陽氣，火雖滅而人亦傷。

也就是說，若學會舌、脈的簡法，至少可判斷證型方向而不致於誤差過大！

恩師則將此分為三階段：

第一階段　蘭花應象

蘭花澆水過多會使花葉枯黃而掉，表相看似乾燥，實則過於潮濕，此等蘭花應象提示著表相未必是真相的重要觀念，須時時牢記在心。

註14　實實之謬的第一個實是動詞，補之使實，第二個實是名詞，實證，也就是實證卻還用補的謬誤。

第二階段　矛盾現象

從臨床四診當中發現矛盾現象，如上述之口渴煩躁但卻水瀉，或頭熱卻足異常冰冷等等，其中必有真有假，須加以釐清[15]。

第三階段　舌參脈確

矛盾現象的真相須參考舌象，並以脈象確認才能順利找出，其中舌象的診斷率已相當高，再以脈象做最後確認就更加準確。

令人感嘆的是，現代中醫在辨證時，卻幾乎捨舌捨脈而從症，在在講上火，舌一伸卻是胖大淡嫩津多，脈一把卻是軟弱無力，或僅著眼於症狀治療而不顧內氣足否，以致誤治者眾！民眾因為非專業而將身心全權交由中醫醫者處理，卻經常處在有吃藥才有效，或愈吃藥愈虛弱的迷惘狀況，身為小中醫的筆者，往往在聽到民眾提供參考的舊藥方之時，看到不辨真假的問題所在，但滿腔悲痛只能欲言又止，因為不希望過於批評他人，可是在網站上也總是有民眾反應，對中醫的信心十足，卻總是遇不到有緣的中醫師協助自己或家人安頓身心，筆者內心也明白極大的問題應該就出在未明真假，可是還是說不出口；到底身為中醫醫者的我們提供了什麼樣的中醫環境給民眾？以致民眾漸失信心？因此，中醫醫者經四診收集證據之後，最終都必須判別當中真假，才不至於誤診誤治而枉費了民眾對中醫的信心。

註15 恩師博覽群書，曾在某老中醫的書中見一醫案，狂煩燥擾，大渴飲多，周身發熱如焚，足心如烙，不欲近衣，欲坐泥水中，大便秘結，小便淋瀝；吐痰如湧，喘急不寧；面目俱赤，兩唇燥裂，滿舌生刺，六脈洪大且數；以桂附地黃丸加減並重用肉桂治療後，諸證自退，反出現四肢逆冷、畏寒、脈脫，繼服桂附地黃丸並重用桂附而癒。此例看似一派陽實陰虛之熱象，唯一矛盾處在吐痰如湧的陰實之象，從醫案重用熱藥才得以治癒來看，知其為腎陽虛造成的虛陽外越，若捨矛盾之症而不論則必誤治矣！老中醫從矛盾著眼而明辨真假的真知灼見，當為每一位中醫人所效法。

正治與反治

正治指的是看起來是熱證就瀉熱，反治指的則是看起來是熱證卻用熱藥，這是怎麼回事？

其實如果能用火眼金睛看出真實狀況，那麼世上只會存有正治，而不存在反治之說；比如表現是熱證也真的是熱證，所以治熱為是正治，表現是熱證但實際真是寒證，那麼用熱治寒，對熱證表現而言看似以熱治熱的反治，可是對寒證實相而言卻是以寒治熱的正治。

因此，懂得真假之辨，就將只有正治，而不致於誤治。

6. 病程

本章想提出的最後一個相關觀念是，隨著病程及治療，證型是會改變的，或因正虛補足了能量，身體有能力處理邪氣而把邪氣驅出，所以由正虛變邪實，或因邪實被清理掉了，卻也耗掉太多後援能量，結果由邪實變正虛，這些狀況可能整體發生、可能局部發生，所以治療須「隨證治之」，很難死守一方從不調整。

最終還是回到中醫診治的根本：「辨證論治」四字，當然，大方向要穩住，有重大改變時就應隨證調整。

陰陽總綱

或許有人想問，講了八綱的寒熱、虛實、表裡，還多了個真假要放上，怎麼就沒談到八綱的陰陽啊？

前面簡介過，陰陽是一切萬事萬物的相對分法，在中醫裡甚至可以說，「別陰陽」是中醫能否入門的重點，因此陰陽在八綱裡也主領了其他六綱，也就是說，陰陽的位階是高於其他六綱的！

其實在八綱裡，陰陽是綜合寒熱、虛實、表裡的真假現象所呈現出的整體狀況，而非單一診斷法可以判定，所以必須綜合這一整章才能辨別陰陽，因此，陰陽是八綱裡的總綱，也可以說，陰陽是八綱裡的總結，目的是指出治療的基本方向。

例如：某人萎靡不振、面色黯淡，手足冰冷、怕冷、納呆，舌象胖大淡嫩，一看一聽盡是陰霾籠罩之象，脈一把也是虛軟無力，確認此為真相，此陰象盡現，即便發燒且脈數，甚至咽痛不已，也須以熱治之，不得以寒治之！

這便是以整體陰陽判斷治療方向之必要！

中醫有很多辨證方法，各有其重要性，在此提出八綱辨證並非它重於其他辨證法，只是容易與四診合併說明罷了！有心深入中醫者，仍應研習各種辨證方法，以利更全面地了解中醫。

第四章 真氣盈縮

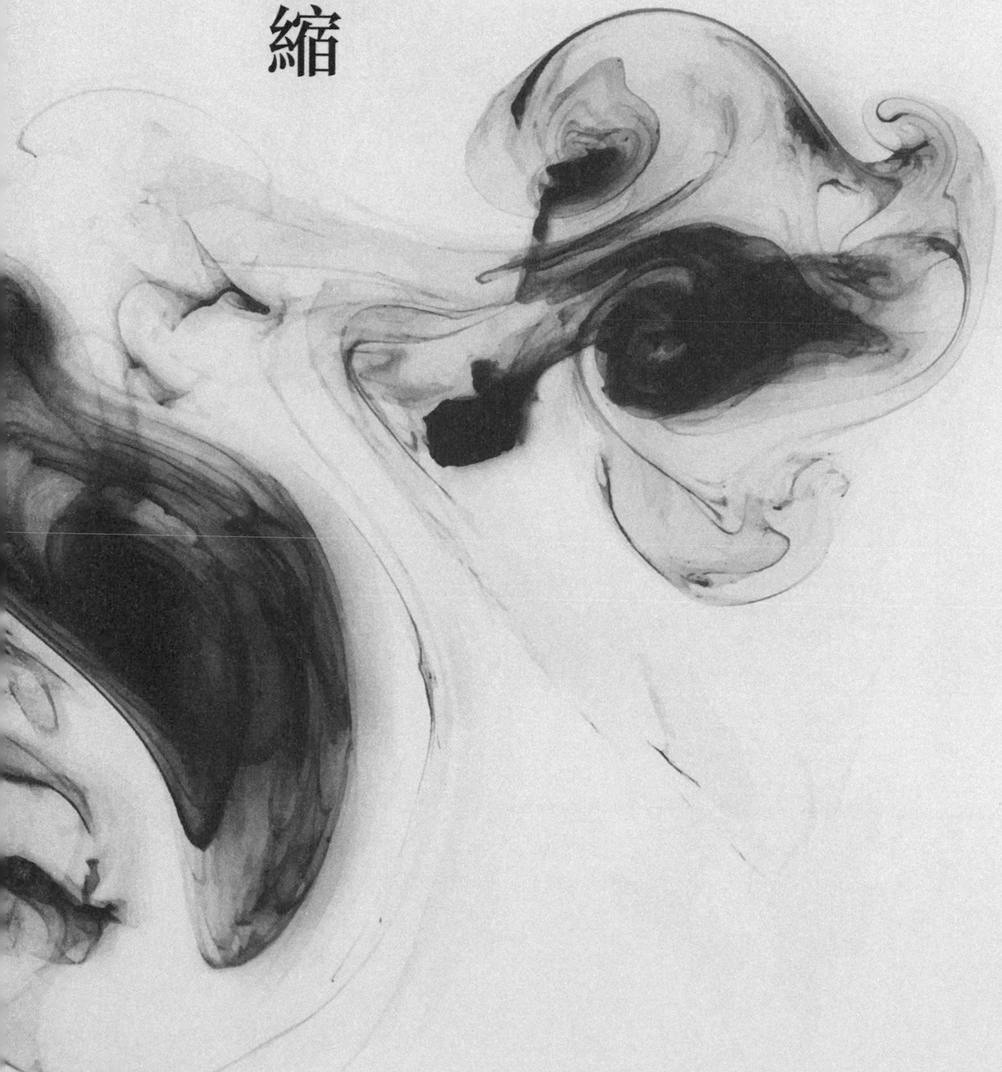

1. 生活中醫化

在簡單辨測體質之後，還應從生活上落實「補住氣、通行氣」，也就是將生活中醫化，才能真正過著中醫式的健康生活，因為除了各種治療之外，生活飲食作息情志更是無一不影響著健康，而中醫是貼近生活的醫學，因此接下來嘗試以前述「真氣盈縮」的概念，對生活中各種的注意事項提出一點建議。

住氣是身體內氣之根本，也是各種生命活動（即使是暢通行氣）的後援，所以應盡可能加以蓄積，好使內氣充盈，並避免傷害以防釋放過多內氣，而縮減了內氣；另外，中住氣，也就是丹田氣、命門火，其位在臍下丹田處，因此補住氣時要如何將能量潛至下丹田蓄積，也是必須要注意的重點。

還要提醒一個觀念，破壞是很簡單的，建設卻是很困難的，這是一場積累與釋放的平衡，因此須努力避免傷害以減少住氣的釋放。

2. 作息

盈：使內氣充盈蓄積的作息

中醫包含了微細的時間醫學，其中大家經常聽到的，例如：晚上超過十一點睡會傷肝、大腸時間是五至七點，所以晨起排便最好……等等，是依環環相扣的經脈循行所訂定出來的「經絡時間」，特別適用在外治[1]；不過中醫還有一個較鮮為人知的「臟腑時間」，則是以白日屬陽、晚上屬陰的觀念論之，是最符合自然界——也包括人體——的陰陽轉動，這部分則尤適於內治[1]，但因不願岔開重點，就不在此深論，僅寫出其分屬如下：

早上七點到十一點——太陽時間（膀胱、小腸）
早上十一點到下午三點——陽明時間（胃、大腸）
下午三點到晚上七點——少陽時間（膽、三焦）
晚上七點到十一點——太陰時間（肺、脾）
晚上十一點到凌晨三點——少陰時間（心、腎）
凌晨三點到早上七點——厥陰時間（肝、心包）

因此，若從臟腑時間論，晚上十一點到凌晨三點的休息，正是為了補充一

註1　所有從體表施行的治療都是外治，包括針、灸、推拿、整骨……等等；反之，服藥的治療行為稱之為內治。

天消耗掉的腎氣，以面對新的一天之耗損，如此才能達到充盈真氣的效果。

縮：讓內氣流失耗損的作息

反之，如果晚上十一點到凌晨三點的休息未熟睡，就難以補充新的腎氣，不僅在熬夜時持續消耗腎氣，隔日也只能繼續消耗之前蓄積的腎氣，才得以支撐生命及生活所需，是一種縮減內氣的惡性循環，所以，中醫對熬夜的定義正是超過十一點還未能熟睡，因為這是最傷腎氣的作息。

3.

飲食

盈：補益充盈內氣的飲食習慣

前面章節曾經談到，住氣如根，靠的是先後天二本來補充消耗掉的住氣，其中後天之本為脾，因此如果不好好飲食，就無法從後天之本來補益住氣，簡單來說，消耗掉的能量就是要靠各式營養補充回來，一般人如果沒好好吃東西要從哪裡補足能量回來呢？

食物的補充若從現代營養學著眼，首重營養素的均衡，尤其供給身體能量的三大營養素：醣類、蛋白質、脂肪應有恰當比例。

一般來說，醣類，如澱粉、糖份等，是主要的能量供應者。身體約百分之五十五的能量須由醣類供給，醣類還是大腦及肺泡的主要能量來源，所以醣類攝取不足將打不開肺泡，影響肺活量，直接衝擊就造成中醫的肺氣不足，也就是內氣原料之一的宗氣會不足，那麼內氣自然隨之不足；而且就臟象五行來說，醣類味甘入脾，中醫的脾系統包含西醫的腸胃系統，所以醣類可直接提供腸胃能量，臨床可見不少腸道無力而排便不順者，或腸道吸水功能不佳而長期便溏腹瀉者，只要好好吃飯就得以解決；而甘入脾且脾主四肢，因此主食澱粉攝取不足者容易四肢無力，君不見過去勞動者之飯量極大，即所謂人是鐵、飯是鋼也；另外甘入脾，脾主意，意即憶也，醣份又是大腦的主要能量，因此醣份不足會影響記憶力。

蛋白質，如肉、蛋、奶、豆等主掌了身體修復，而魚腥類蛋白質則提供免疫球蛋白的原料，以主掌後天免疫，因蛋白質肩負其他重責，非必要不應輕易視為身邊能量的主要供應來源，一般來說，蛋白質僅負責供應百分之十八左右的能量，通常建議一公斤體重一天約可攝取〇・八公克精純蛋白質[2]，如果是像運動員須大量修復，或者孩童成長須多點供給，則一公斤體重一天約可攝取一公克精純蛋白質，而營養極度缺乏者，如重症時白蛋白不足，則一公斤體重一天約可攝取一・二公克精純蛋白質；為何對蛋白質攝取如此錙銖必較？實因蛋白質須經肝臟代謝，不足故然影響身體每天的修復，太多卻也造成肝臟過度負荷，稍一代謝不良反成毒素影響健康，因此不建議長期過度攝取。

脂肪類，包括膽固醇、三酸甘油脂、卵磷脂，是大家相當熟悉卻又敬謝不敏的部分，可是脂肪類除了供應約百分之二十七的身體所需能量之外，還有許

註2 精純蛋白質是指該食物裡的蛋白質含量，而非以該食物之重量當成蛋白質量。

多相當重要的功能，在此不多累述，只提出數點供大家參考：

其一，三酸甘油脂是用來儲備能量以禦寒的，

其二，膽固醇是每顆細胞的細胞膜組成之一，

其三，膽固醇是固醇類荷爾蒙的主要成分，包括性荷爾蒙、腎上腺皮質固醇等。

其中腎上腺皮質分泌的類固醇對身體有極大作用，西醫仿此製造的人工類固醇在臺灣素有「美國仙丹」之稱，就是因為其極萬能的效用而被奉為仙丹！但畢竟非人體自身製造而難以解決副作用問題，反觀人體自身的類固醇則好用又無副作用，身體幾乎所有機轉都離不開自體類固醇的作用，像不像中醫的命門火？也就是本書一直強調的中住氣、丹田氣？是的，命門火可以說就是自體類固醇，因此，如果沒有攝取足夠膽固醇，就無從製造類固醇，於是命門火不足、腎氣大衰、住氣頹弱，身體機能終將全面衰敗。

簡述三大營養素的作用，並不代表維生素、礦物質等微量元素不重要，只是它們相對的需求量其實不多；因此在平人[3]的食物比重及建議來說，主食約佔一半，東方人尤以白米飯為佳，蛋白質及脂肪類往往併存，佔剩下一半的三分之二左右，剩下一半的另三分之一則是蔬菜，一天約須三份[4]，另外一天約攝取二份[5]水果。

以上是現代營養學的概說，可是除了現代營養學之外，中醫還注意了許多食飲上的細節。

回到睡眠提過的臟腑時間來看，晚上七至十一點是太陰時間，太陰則包含了脾與肺系統，因此太陰時間是營養吸收最好的時候，所以晚餐對維持健康是

註3　平人即身心健康無疾之人。
註4　一份蔬菜生食約自己一個拳頭大，熟食則約半碗。
註5　一份水果約自己一個拳頭大。

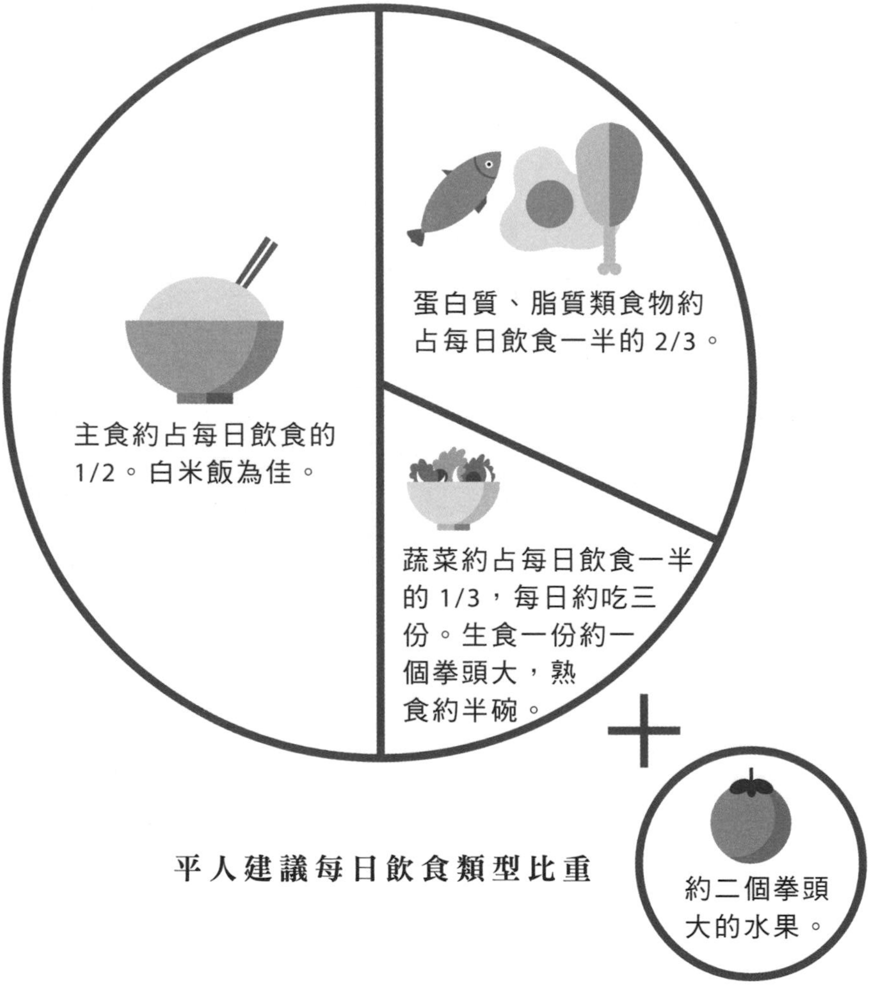
蛋白質、脂質類食物約
占每日飲食一半的 2/3。
主食約占每日飲食的
1/2。白米飯為佳。
蔬菜約占每日飲食一半
的 1/3，每日約吃三
份。生食一份約一
個拳頭大，熟
食約半碗。
約二個拳頭
大的水果。

平人建議每日飲食類型比重

最重要的一餐，絕不可因任何理由而偏廢。

另外，脾主濕而惡濕，進食時身體的四分之一血液會集中到腸胃道，準備分泌大量消化液來協助消化，這正是脾主濕的作用，因此偏燥或血虛體質在進食前可以喝小半碗暖暖的鹹湯，既增加胃口又增加消化液，但平人則無須刻意這麼做。

如此一來，營養供應均衡，只要消化功能好而使吸收不費力，那麼營養吸收充足了，才能確保肺氣、脾氣、腎氣等的來源充足，最後在丹田統整成內氣，並儲存於丹田而充盈住氣，以備身體隨時之所需。

縮：消耗流失內氣的飲食習慣

可是上述充盈真氣的營養建議是針對平常人的建議，是不是所有人都合適呢？以中醫來說當然不是這樣。

「因人制宜」是中醫很強調的核心觀念，所以上章才會提出體質的自我簡判，這裡無法就每種體質提出飲食建議，僅就現代人最常見的虛寒體質以及最需保護的中住氣角度來提出一些看法。

中住氣屬陽氣，體質虛寒則是陽氣不足，最應避免寒涼伐劫陽氣而縮減真氣，中醫所謂寒涼，一是指溫度上的冷，二是指性質上的冷，因此在飲食上，兩者同時都應避免生冷飲食，也就是說，應避開「生」及「冷」的飲食。

先說「冷」，是指實際溫度上的冷，大家比較容易理解：也就是應該避食所有冰涼飲食，原則上只要手摸起來是冰冰涼涼的都不可以，或者擦拭容器後不再「出汗」[6]，更進一步則是應要求入口食飲必略高於體溫[7]。

再說「生」，指的是水果、生菜等生食，這類食物雖說含有比較多維生素等，可是卻富含水分，需要更多陽氣去消化它，因此屬於性質上的冷，所以不應多食，尤其是水果，前面提過現代醫學建議的一天兩份是平人可食份量，兩份其實僅約自己兩個拳頭大，試問多少人食之過量？過量則傷陽而縮減真氣；更何況中醫講究個人化衛教，如果體質偏寒或偏濕時，水果就必須減量，嚴重時更須忌食水果，這不是當代主流醫學只從營養學著眼所能明白的；至於性質

註6 不再「出汗」是之前教小朋友判斷退冰是否完全的方法，尤其是冷飲杯最明顯，退冰時容器會有出汗狀況，等到擦掉放一小陣子都不再出汗，才算是退冰完成，就不必爭論到底還不是冰的。

註7 食飲並非愈高溫愈好，有人喜熱飲，長期造成食道咽喉的低溫燙傷而不自覺，嚴重還可能造成癌化。

偏冷的蔬果，如瓜類、柑橘類等等，除非是與辛香料一同烹調[8]，才有機會平衡其性而不傷身，如果只是水煮，因為還不足以改變其性[9]，仍視為生冷而不宜經常食用。

註8 僅過水沒有足夠時間平衡其性，故在此不算烹調。

註9 黃連、石膏等寒藥入水藥也不改其性，故知水煮無法改變藥、食之性味。

4. 情志

盈：使內氣增加的情志管理

中醫病因分三大類，外因、內因、不內外因，外因是指外感六淫，即氣候變化，內因則指情志壓力，不內外因主指意外、飲食等；其中情志壓力單獨成為一類病因，可見保持心情平穩是很重要的。

心情穩定不只消極地不耗損真氣，若能靜心養神，還可以使氣沉丹田而增加內氣，因此古來各式靜功如站樁、打坐[10]等，正是希望能達此之效；曾有人問現今生活高壓如何放空？何妨花點時間做靜功來突破這個難題？

縮：讓內氣衰敗的不當情志

剛剛提過腎上腺分泌的自體類固醇就是命門火，這裡再試著交待清楚一些：腎上腺是位在腎臟上方的內分泌腺體，亦屬於中醫的腎系統；腎上腺分為皮層及髓層，其中，髓質在內屬陰，是為腎陰，主要分泌腎上腺素及正腎上腺素，皮層在外屬陽，是為腎陽，主要分泌由膽固醇合成的固醇類激素，包含了可體松之類的葡萄糖皮質素，而可體松即自體分泌的類固醇；腎上腺素及正腎上腺素是為了應付緊急狀況的，所以遇到緊急狀況時，腎上腺髓質就會釋出腎上腺素和正腎上腺素以待命；腎上腺皮質自體分泌的類固醇，則可以抗發炎、抗過敏、止痛……等等，西醫研發出類似的藥物在過去被稱為「美國仙丹」，可見其作用之強大！自體分泌的類固醇沒有西藥的副作用，卻有同樣強大的生理作用，因為它正是腎陽的代表激素，所以也可以簡單說，類固醇即命門火、即住氣，是身體一切內氣的根源！

在藏象學說裡，恐入腎[11]代表的正是恐懼傷腎；而在現實生活裡，緊張是恐懼害怕的變形情緒，害怕自己的表現不夠好、害怕旁人覺得我不夠好……所以就感受到緊張；因此當感受緊張、恐懼時，身體會釋出腎上腺素及正腎上

註10 打坐若無足夠內氣做後援，容易有枯坐疑慮而傷及下肢氣血循環。
註11 見第四八頁中醫五行表裡的五志，怒喜思悲恐分別對應肝心脾肺腎。

腺素等腎陰物質來待命，可是身心無法長期處於緊繃狀態中，陰陽終歸要平衡，於是在身心緊張的同時，身體也會同時釋出類固醇，試圖以腎陽來平衡腎陰，並舒緩緊張、恐懼的情緒，這是身體一種自救的行為，但就在這一來一往之間，體內的類固醇就不停被消耗；因此，緊張會消耗類固醇、會消耗命門火、會消耗住氣，一體多面，最終將致命門火衰、住氣衰敗矣！

不過，人生在世，不可能完全沒有壓力，因此緊張在所難免，所以，如何與壓力共存？如何減少壓力的來源？又如何找到舒壓的方式？已經不只是說來虛幻的生命課題，更是迫在眉睫的健康課題。

5. 形體

盈：使內氣循行順暢的外在方法

真氣盈縮的路徑是經絡，雖然至今尚未完全研究出經絡的實質意義是什麼，可是從穴位、經絡循行、得氣[12]經驗、以及王唯工教授的長期研究結果得知血管血液壓力波就是氣來看，經絡必然是走在筋肉皮骨之間，所以只要身體的形體不正，就會影響經脈順暢，繼而影響真氣的流通及盈縮，因此端正形體是充盈真氣所必須。

形體端正與否和骨架正不正有關，骨架正不正又與筋肉張力正不正常有關，因為骨架是靠筋膜與肌肉等軟組織保持位置的，如果軟組織太緊就會把骨架拉歪，那麼就應該鬆開緊繃的軟組織，如果軟組織無力就會撐不住骨架，那麼就應該鍛鍊無力的軟組織。

其中，整體骨架是脊椎架在骨盆上，骨盆架在下肢上，因此如果因為筋縮造成下肢變短的功能性長短腳，而非實質的下肢骨頭不等長，就應想辦法鬆開把下肢拉緊的「筋頭」以保持骨盆端正，以免脊椎不正而影響真氣循行。

註12 得氣指的是針刺部位產生的經氣感應，有兩方面的表現：施針者運針時的手下針感以及受針者針刺局部或向遠處放射的主觀針感，在此主要是指受針者向遠處放射的主觀針感。

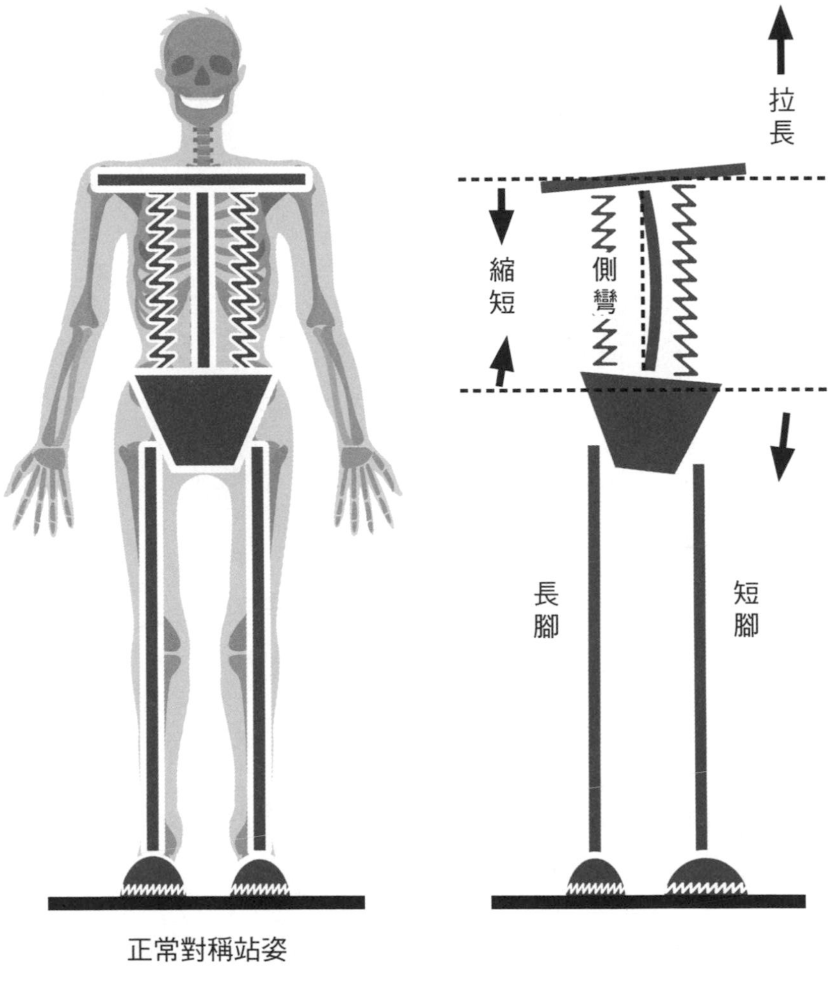

功能性長短腳

鍛鍊1　天下第一拍

下肢的「筋頭」主要在腰臀一帶，尤其是腰側附近，因此我們可以敲揉同側臀部、拍打同側髂骨高點，這些都是鬆開變短下肢的簡便方法，也是間接端正骨盆並端正脊椎的首要方法。

拍打髂骨高點，恩師戲稱為天下第一拍，可以用拍打工具局部拍打，也可用掌心直接拍打，每次施術以出小痧或長短腳變齊為度，有些氣滯血瘀較重的受術者，甚至可能稍微拍打幾下即出許多痧；其用力程度及施術時間略強於受術者的可接受程度即可，不急於一次到位，若遇較難以忍痛者，宜先說明施術理由，請務必稍加忍耐；施術後若有出痧或不按不痛但觸按則痛的狀況，須等待至退痧或觸按不痛後才能進行下一次。

天下第一拍的位置大約在腰側與肚臍等高處，臍旁兩寸的天樞、第一拍、脊柱旁的腎俞、脊柱中正對肚臍的「命門」剛好繞成一圈，《素問・至真要大論》：「身半以上……天氣主之；身半以下……地氣主之……。半，所謂天樞

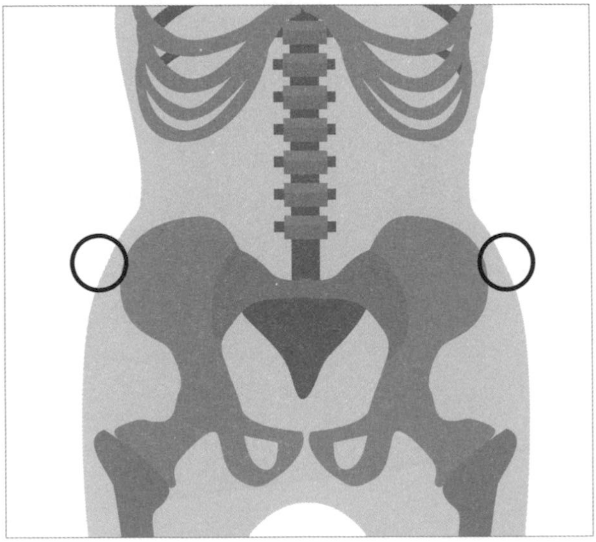

天下第一拍

找到腰側與肚臍等高處（即附近的髂骨高點），用掌心直接拍打。

也。」這一圈「居陰陽升降之中是為天樞」[13]，「正當天地交合之際，其分清理濁之司可知矣」[14]，故知在外治法上，這一圈的位置相當重要，可以在任何手法之前處理。

鍛鍊2　鬆薦椎

另外，脊椎的舵在尾椎，尾椎一歪則脊椎難正，間接影響全身氣脈，且尾椎緊連任督二脈之交，尾椎不正則任督二脈難交，直接影響任督二脈的氣脈運行。

除了曾用力一屁股摔到地面而直接撞擊過尾骶骨，今人多坐臥也是造成尾椎不正的重要因素，因此如何調尾椎也是充盈真氣的重要課題之一。只是傳統上將手指伸進肛門扳尾椎有難以執行及不慎傷害的疑慮，所以若能學會自行從外部處理該有多好？這部分不妨試以鬆薦椎做起，持之以恆將有不可思議之效。

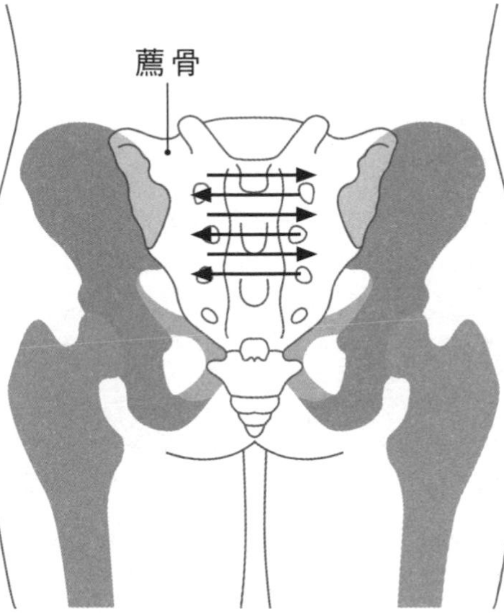

鬆薦椎

自上而下，細密橫向來回。

註13　「居陰陽升降之中是為天樞」乃張景岳先生語。

註14　「正當天地交合之際，其分清理濁之司可知矣」出自《循經考穴編》。

方法：使用鬆筋工具或鈍端筆頭，在薦椎處自上而下，施力細細密密的橫向來回。

時間：頻率不限，以略強於可忍受承度為限。

注意：不要過於用力而弄破皮膚；若有不按不痛但觸按則痛的狀況，須等待至觸按不痛後才能進行下一次。

鍛鍊3　滾大竹筒

如果脊椎本身不端正，形體一歪就可能影響全身氣脈運行，背部的督脈及膀胱經更是首當其衝。若要請專業人士幫忙，務必先鬆筋肉才正脊，否則經常

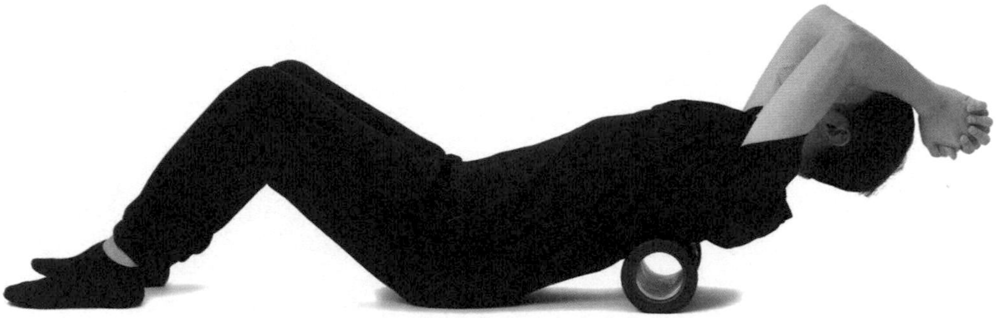

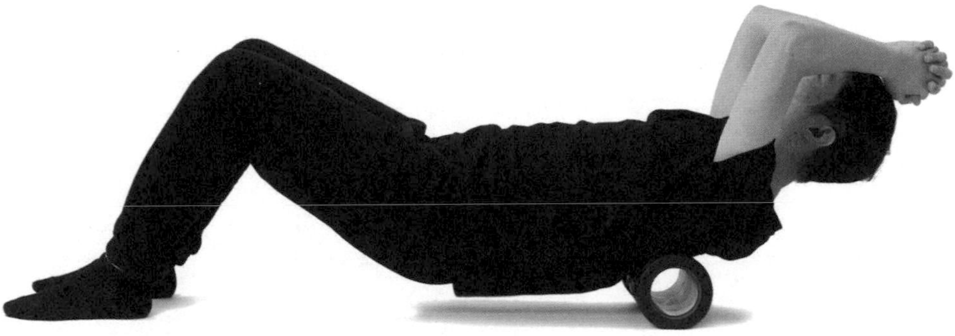

滾大竹筒

將竹筒（或瑜伽筒）置於背下，

以小範圍慢慢來回滾動。

直接正骨、正脊，是強力介入之法，不只因筋緊處未鬆而容易又拉回錯誤位置，也容易撕裂緊縮的筋肉，長期反而鬆垮以致失去固定位置的功能。

這裡介紹正脊的自救簡法——滾大竹筒。

方法是取一約可置入自己拳頭大小、寬逾肩腰的竹節，平躺置於背下，全身放鬆，自頸椎起至薦尾椎處，分次小範圍來回慢慢滾動，滾動時間或次數基本上不限，以每處略痛卻舒服為度，但注意不可睡著！

鍛鍊4　縮下巴

談完背部骨架，前方形體又有哪些需要注意的地方呢？包括應時時縮下巴以保持咽喉部氣管、食道、頸神經、椎動脈、脊髓液等之通暢。

抬下巴的影響

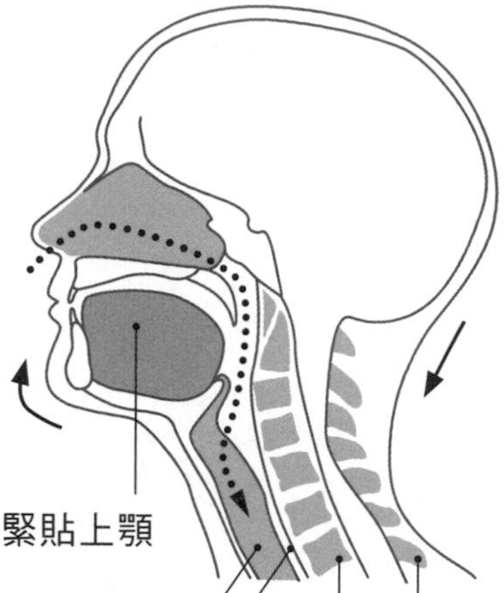

縮下巴的生理好處

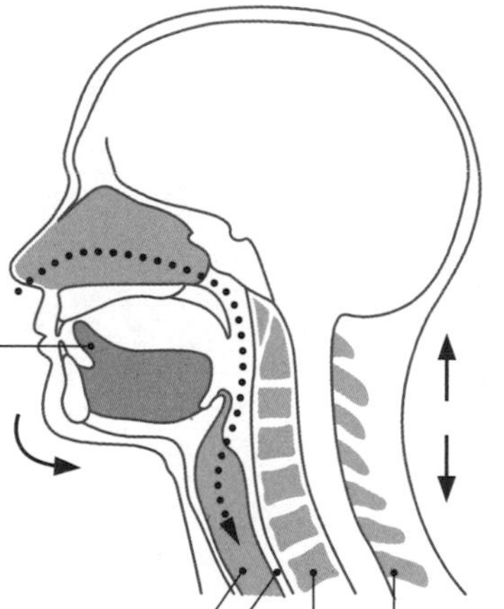

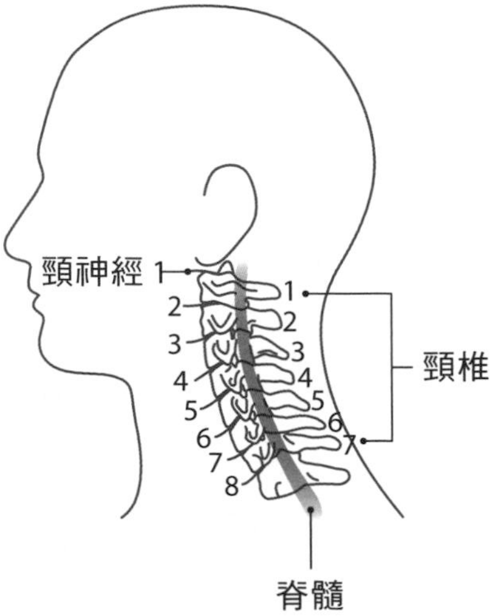

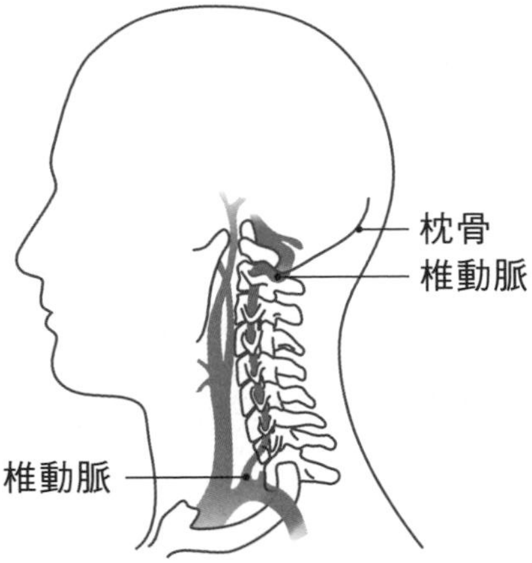

頸椎內有脊髓，分出頸神經，脊髓中有中央管排除脊髓液，頸椎旁有椎動脈迂迴穿入到後腦。當縮下巴時，頸椎排列正常，才能不壓迫上述的脊髓、神經、中央管、椎動脈等，使之各項功能保持正常。

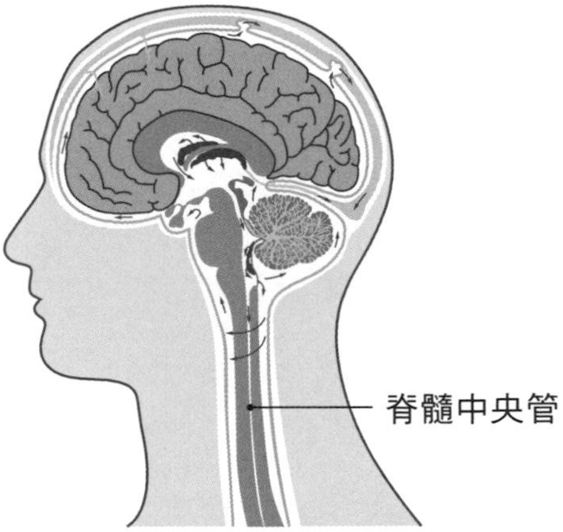

鍛鍊5 開胸利膈、推動氣

此外，也應開胸利膈以疏通胸膈之鬱氣淤塞（見下頁圖），還須處理「腹部動氣」以避免壓迫腹主動脈和腹部氣脈。

其中腹部動氣是指按壓腹部時有脈動感，腹部動氣往往是重大疾病的前兆，應使用各種方式，如指腹、鬆筋工具、鈍端筆頭等，垂直於動氣主要形狀處，略略施力推開，推時力度可稍用力但不可過猛，呼吸自然不要憋氣，每次每處推三、五分鐘即可，力求持之以恆，勿貪快速或一步到位。

鍛鍊一到鍛鍊五淺談骨架的重要，前提都是為了端正形體以暢通氣脈，如此，內氣順行一周則可重新回充給丹田，而不致將行氣耗散於外；那麼，在形體上，還有沒有更積極一點的方式可以充盈真氣呢？有！比如正確保暖形體是時時可為之法，比如良好的功法則有主動充實丹田之效。

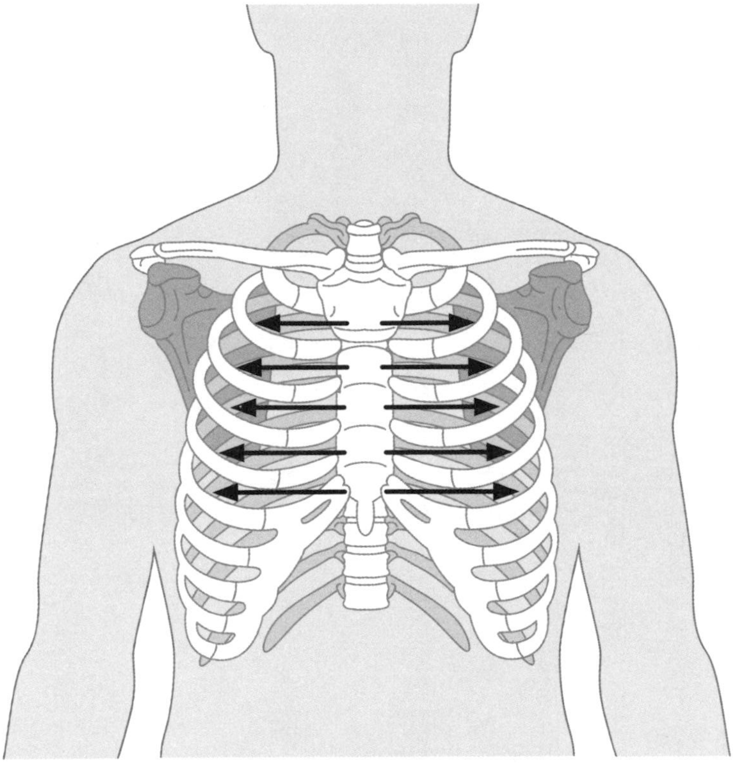

開胸利膈圖

即沿肋骨下緣，從胸骨向外慢慢推出去，
其方式與力度可參考推動氣的描述。

鍛鍊6　正確的保暖

正確保暖是指因應身體頭涼腳溫之理，加強保暖下半身，以使身體能量無須過度耗費於溫暖下半身，因而能夠回收更多能量至丹田儲藏，所以可以多穿褲、多穿襪，務使下半身溫暖不冷但不覺得熱，至於上半身呢？則須留有散熱空間，才不致因散熱不良而中暑，卻又不能過於貪涼以免著涼受寒，因此應使上半身清爽不熱但不覺得冷。

有助於氣歸丹田的各種功法

良好的功法則視能否助氣歸丹田，甚至能否強化丹田氣而足，這樣的功法很多，前者助氣歸丹田如站樁、達摩易筋甩手功、時下非常流行的平甩功……等，或於飯後乞丐蹲、跪坐，後者強化丹田氣如握拳以小指側輕敲丹田，而恩師更發現，敲丹同時若再加上站樁則氣聚丹田之力更是大增。其中甩手功或平甩功都是以通為補的極佳功法，除動作本身可通行氣[15]之外，在動作中已暗藏氣歸丹田的用意，而單純站樁、敲丹田則是以補為通的極佳功法，也就是緩緩補足丹田內氣，以期最後自行通暢行氣，跟甩手功或平甩功是雙向互補的兩類功法；至於飯後乞丐蹲或跪坐約十五分鐘，更是療癒腸胃病的最佳功法，也是繁忙社會難得趁吃飽飯後靜下心來練功的簡易功法；甚至一早起來先喝杯溫水再做平甩功，還可降行氣而助排便，對有便秘傾向的人非常有幫助，希望大家不要輕忽了此功法。

自古以來，高深的功法都是平易近人而無須再額外花錢的，唯不論何種功法都須恆心毅力才能見穩健之效，因此應把握見縫插針、有暇即練的原則好好練功，畢竟羅馬不是一天造成的，重建並強化身體能量系統也是需要時間並下苦功的。

原則上練功時愈是靜心、呼吸愈是自然、身心愈放鬆，效果愈理想，是非常好的「身心靈」鍛鍊法；不過有意嘗試練功者，剛開始一邊練功，一邊看電視、看電腦亦無妨。

註15 下行氣不順常因大便不順，平甩或站樁皆有其效！可見通補之間的微妙關係；而一般性的下行氣不順也可於湧泉貼吳茱萸醋、或者泡熱水腳、或服補陽潛陽藥治之，以免下行不順而假性上火。

不過，也有少數人一時練功過度而出現氣降過度，造成上虛下實的情況，這時會出現上小下大的脈象[16]，倘若遇此現象，使用升提中藥略助提氣即可。這裡即可窺見人體內氣的升降，而升降正是大氣中醫的奧秘所在。

功法1　平舉樁（附：抱元樁）

方法：腳掌平貼地面，兩腳掌內側距離一足寬，從正面看時小腿垂直地面，膝蓋微彎呈略蹲姿勢，足尖不過膝。（見一七二至一七三頁）

靜心，呼吸自然，無須以意導氣。

兩手臂向身體兩側平舉伸直，手心的方向以朝下為標準式，但也可以朝上，或手掌分別朝身體兩側立起使掌心右手向右且左手向左，靜止不動，此為靜功；若手臂疼痛難忍時，可以將兩手臂同時前向扭轉，再後向扭轉，輪流交替，或兩手輪流交替一前一後扭轉，此為動功；總之以雙臂平舉不放下為原則。

時間：頻率不限，但要避開睡前，初學者還應避開餐前半小時及飯後一小時以上。

練功時間每次能持續最少二十分鐘為佳，若能每次持續三十分鐘更好，此時任督二脈和十二經絡正好氣行一圈，是一個氣功時間單位，較能達到明顯的治病效果，有空且狀態良好時，一至二小時也不算多；不過練功可以循序漸進地緩慢增加時間，不用操之過急，持之以恆比較重要。

注意：一般柔性的功法見效緩慢，需要日積月累才能見效，此樁比較剛猛且效果迅速，但時間持久一點會變得很難受，甚至剛開始練平舉樁，雙手也許只能舉五分鐘就覺得非常掙扎，因為，為了要持久舉手，手臂會調動更多氣血來打通身體氣血阻塞之處，此時會產生酸麻脹痛癢之苦，不過這是真氣盈縮的

註16　上小下大的脈象指的寸部無力、關部一般、但尺部有力的脈象，亦即愈往尺部愈有力，反應著氣往下陷的體內現象。

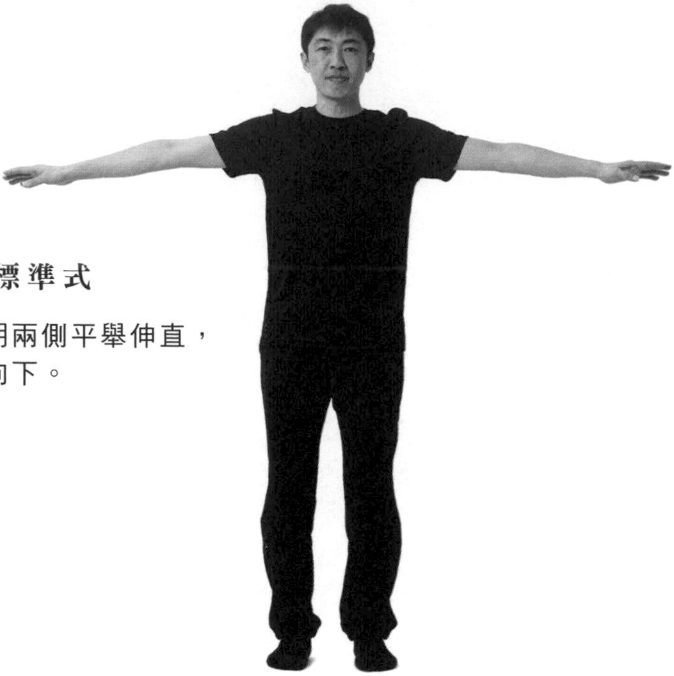

平舉樁標準式

1. 手臂朝兩側平舉伸直，
   手心向下。

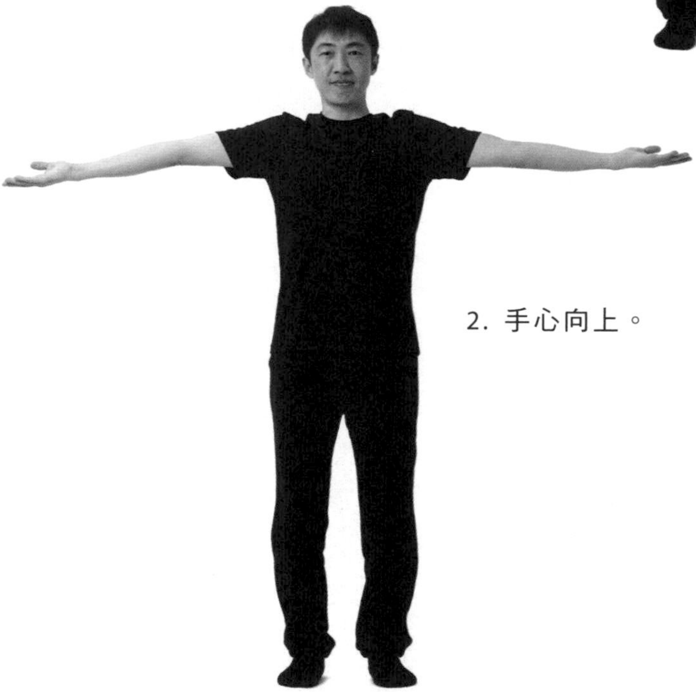

2. 手心向上。

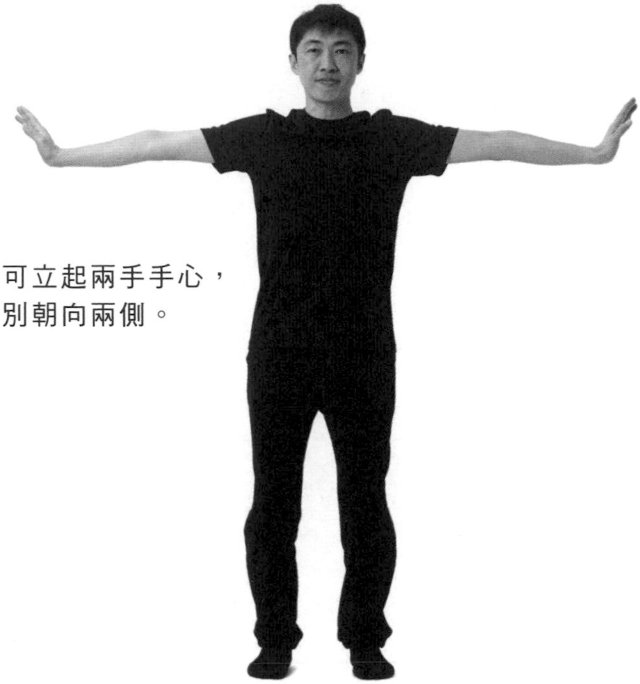

3. 亦可立起兩手手心，
分別朝向兩側。

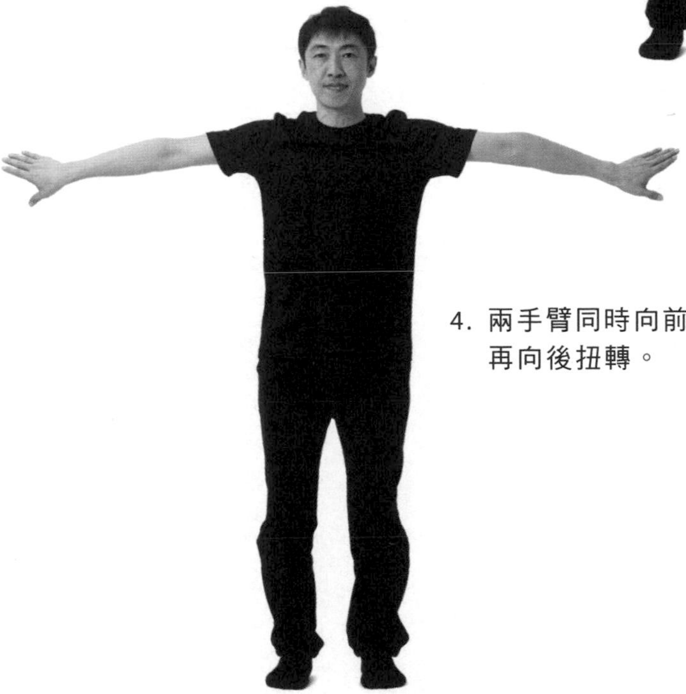

4. 兩手臂同時向前扭轉，
再向後扭轉。

必然現象，等到阻塞被打通、排毒完成之後，酸麻脹痛癢的現象自然會消失，這時站樁就進入享受期，不再是痛苦事。

平舉樁若不能撐太久，撐到咬牙切齒了，腳不要動，而手的部分可以緩緩轉換成「抱元樁」（見一七五頁），每次下降五到十公分，等到無法撐住時，再繼續下降五到十公分，如此反覆操作，直到收回到肚臍高度，把雙手往前隔空環抱肚臍一圈，即把兩手放下，提於肚臍水平線之左右前方，距離肚皮不超過三個拳頭寬度，臂半圓、腋半虛、沉肩墜肘，手心略向上，雙手心呈遙護肚臍之態，十指分開略半彎，雙手十指相對，距離亦不超過三個拳頭寬度，似托一粒氣球，有凝神聚氣之優勢。

抱元樁可與平舉樁交互練習，一剛猛、一柔和，會強烈感受到兩隻手似洗三溫暖，非常刺激過癮；對於久虛之人，若漸進練習非常有好處。

站樁之勢上小下大，符合人體能量重心在丹田的健康狀況，可以源源不絕補充命門火能量，無怪乎是武術、修行的總基，不只鍛鍊體力，還鍛鍊定力及

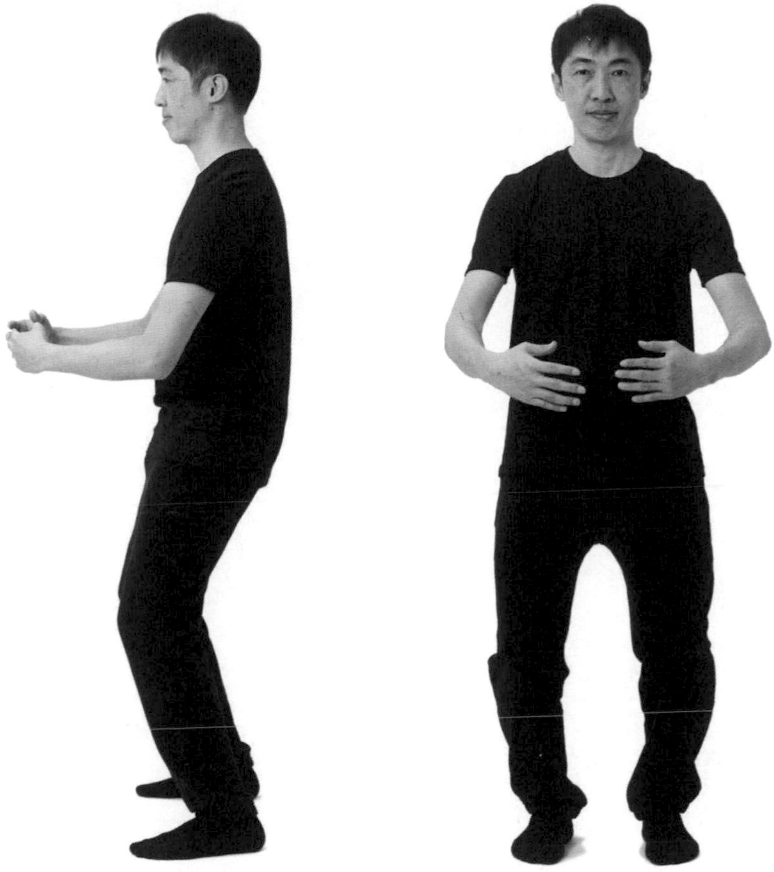

抱元樁

雙手提於肚臍水平線之左右前方，手心呈遙護肚臍之態，
雙手十指相對，像托著一粒氣球似的。

意志力，即便單純站樁都是值得繁忙現代人投資的健身功法。

平舉樁的特點在雙手平舉，產生的痠麻脹痛癢超快，屬於中醫之「通」法，正如現代人喜歡說的排毒現象；不過一般的排毒法會耗掉身體很多能量，此法通補合一：站樁下蹲補丹田元氣、雙手平舉通經絡排毒，是非常殊勝的功法。

在初期練功時必須以平舉樁協助排除積累的毒素，等進入享受期即毒素排得差不多了，之後只要每天少量排毒，並以抱元樁來補充源源不絕的丹田真氣。

功法 2　乞丐蹲

方法：平足踩地而蹲，上半身需打直，女性須膝踝併攏；可靠於牆上較為輕鬆，但宜墊物以免背部受寒（見一七七頁）。

乞丐蹲的名字雖然不雅，卻極其傳神，因為乞丐最沒有腸胃病的本錢，是在與生存搏鬥中自然演化的功法，於飯後施行是最佳的對治腸胃疾患之功法。

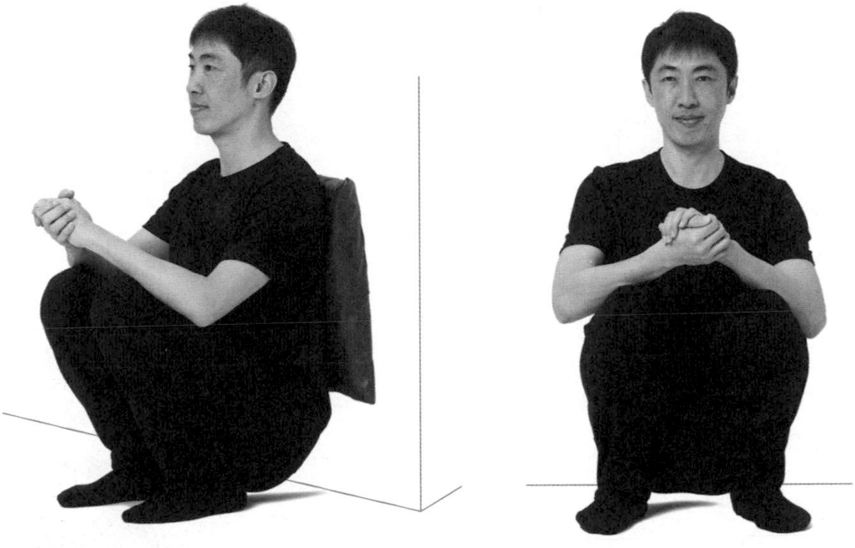

乞丐蹲

操作時可以靠於有墊物的牆上。

功法3　跨鶴座

方法：即跪坐，右趾置於左趾之上，上半身需打直。

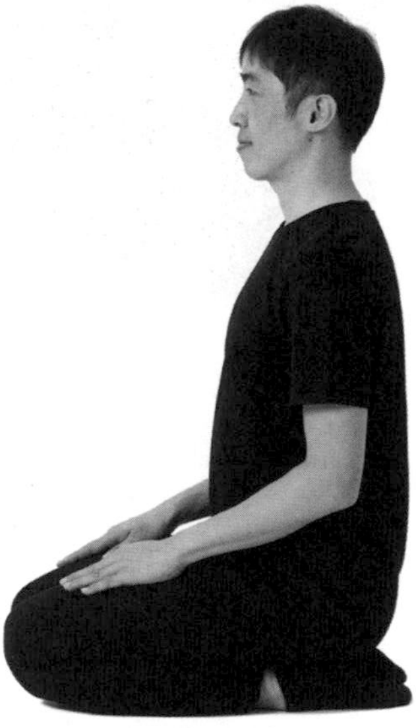

跨鶴座

功法4　敲丹田

方法：兩手握拳，拇指向前，拳心向上，離腹約兩拳寬，以小指側輪流垂直輕敲丹田，其強化丹田內氣之效用極強；若專練此法而練功時間較久者，也可改用掌心輪流輕拍；敲丹田除了雙拳或雙掌可以輪流拍打，在輕鬆隨意走路或站立的狀態下，亦可用單拳敲丹田；力度以有彈力感為佳，不可太輕或太重。

時間：可以以次數作為一個定課，譬如每次敲打三百下。

注意：初學者應避開餐前飯後半小時以上；腹部有腫塊或女性經期時，敲

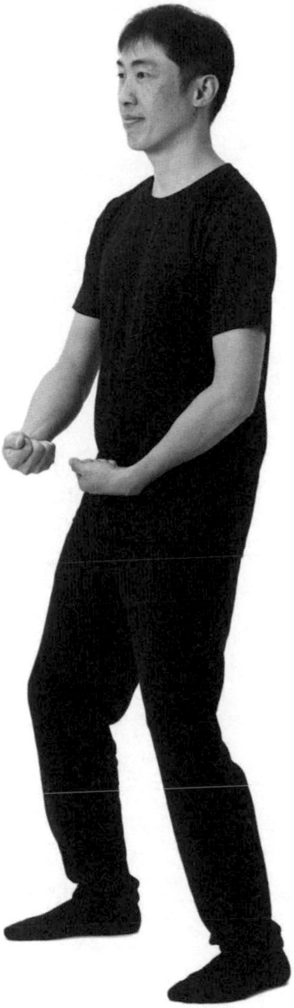

敲丹田

丹田位於肚臍下方四指處。雙手拳心向上，
以有彈力的感覺輪流敲打丹田。

丹田時不可以太大力。

曾經有人為了健康去給專業的師傅拍打，打完後卻感到身體虛弱而躺了一個月；拍打是很好的外治手法，不過基本上屬於瀉法，拍出痧來時都會調動耗用身體內氣，所以內氣調動得出來，則可以順利排邪而達到拍打之目的；若無法調用出內氣時，則會因此而虛弱，反而事與願違。那麼有「補法」的拍打法嗎？若敲丹田改以拍打手法，則拍丹田即拍打法中的十全大補湯。

縮：讓內氣淤塞耗損的外在因素

慢性疼痛

一如前面所說，緊張情緒會耗損命門火，而肢體的疼痛會讓身心感受緊張情緒，因此身體也會釋出腎上腺素及正上腎腺素來面對，進而必須釋出類固醇來平衡；所以若是長期的慢性疼痛，終將使類固醇——也就是命門火——不斷消耗而衰弱。

只是如何避免或減少慢性疼痛？首要還是得找出慢性疼痛的複雜病因，這不是件容易的事，西醫甚至還因此分科出疼痛科，就知道解決慢性疼痛是龐雜不易之事；而從中醫的角度來看，正所謂「不通則痛」，疼痛是氣滯血瘀導致局部行氣不通暢的結果，氣滯血瘀則可能是住氣不足或邪氣阻滯、骨架不正等導致行氣不暢的結果，所以找出行氣不暢的原因就有可能找到解決疼痛的治法，中醫絕非見痛治痛光止痛而已；只不過氣滯血瘀通常是病程較後期的事，要解決也不可能是一時半刻可以處理得好，所謂「病來如山倒，病去如抽絲」，想治療慢性疼痛一定需要極大的耐心，甚至在治療的過程中，通暢氣脈時經常會出現不痛處反轉疼痛的現象，那是因為原本的瘀阻到極致，像一灘死水的地方已經失去反應而不感疼痛，一旦打通氣血貫注活水之後就開始重新反應而感覺得疼痛，是為不舒服的好轉反應，中醫謂之「瞑眩反應」[17]，臨床上必須與不慎治傷的併發症細細分辨。

形寒飲冷

對應藏象的五行表，寒入腎，也就是說，在藏象系統裡，腎臟是五臟最冷之臟，因為最冷所以怕冷，這麼冷的地方要維持正常功能已屬不易，因此寒入腎卻也傷腎，舉凡從外影響的寒冷環境，如夏日之冷氣、冬日之寒氣，或者直接影響內在的攝食，如冰涼飲食、一切生食像水果生菜等，都會戕害腎氣；瞧！冷氣或生冷飲食即所謂「形寒飲冷」[18]，可不正是現代人部分的生活縮影？因此，「避寒就溫」所避之「寒」成了傷腎氣、損住氣、縮真氣之首惡，「避寒就溫」的「就溫」則成了護腎氣、保住氣、盈真氣的第一要件。

至於生活上要怎麼避寒就溫？其實就是要改變各種習慣，除了前述的下半身保暖而不過熱、上半身散熱而不貪涼，在生活上則盡量在可能的情況下盡量減少冷氣空調的使用；不過凡事需循中道而行，如果環境太過悶熱或不通風

註17 曾有服補陽潛陽藥者，明明服用的都是興奮補藥，卻在服藥期間整整疲睏三個月，乃身體陽氣潛降後，自行決定冬藏龜眠以進行修復。

註18 古云：形寒飲冷則傷肺，看似並非直接傷腎，但一則金生水，肺是腎的母親，因此傷肺久之必也傷了腎，一則寒入腎而傷腎，寒氣仍是直接影響腎氣。學習中醫必須觸類旁通，不死鑽在一句話而不放。

時，適時使用電扇冷氣等空調設備還是有其必要性，畢竟敞若中暑也是要耗費能量去痊癒，暑入心而傷心甚至直攻中醫心系統的心臟或大腦，反而得不償失。

內外邪熱

倘若懷疑中暑時，該怎麼確認並治療，以避免暑傷心而消耗內氣呢？只要用兩指在眉心及兩眼之間的鼻樑處略微用力捏提「捏痧」三五下，如果三五下即出痧，則可確認中暑，隨後繼續捏提，直到出痧程度無法再加重或範圍無法再增加為止；若三五下未出痧，可能未中暑，則無須再繼續捏提，也可能是捏提方式有誤，可請有經驗者幫忙，也可能是因體虛內氣不足而無法出痧——若懷疑體虛造成，可先用力向上捏提兩肩三下後再捏痧一次，則痧可出矣。捏痧後往往會伴隨微微汗出而通體舒暢，因為中暑即散熱不良，須靠汗出將暑熱散掉；中暑較重者還可於背部刮痧，所有的出痧行為均須等痧退盡後才可進行下一次施作。

另外，邪熱上衝致頭熱不解時，應透邪熱以避免熱耗內氣，此時可用無痕刮痧板梳頭，將頭分為左中右三等分，小範圍前後前後略施力梳進頭皮內，從一般的前髮際處一路往後梳到一般的後髮際處，每等分從前到後梳三趟，若遇較痛處或梳起來較有阻礙處，即氣脈較不通暢之處，可在受術者能忍受的範圍內多梳幾下；此法梳完通常會感到神清氣爽，睡前使用將邪熱透除甚至可以幫助睡眠品質，唯應避開正中午使用。

不當運動

最後，與各式功法相對的是運動，良好的功法可以增盈真氣，運動卻是以活絡氣血、鍛鍊肢體為主，並以半強迫的方式訓練心肺功能，因此需要動用身體極多的丹田氣去支應，其中愈是激烈的運動愈是耗費內氣，若無長期鍛鍊住氣的功法及習慣做後援，久之容易形成外強中乾的結果，所以建議選擇微喘微汗的和緩運動來活絡及鍛鍊，並在放鬆的狀態之下執行，還要加上練功做後盾，才能避免耗損住氣；而不能助氣歸丹田的功法僅是做操而已，所以也會跟運動一樣有同樣問題，不得不慎。

大氣中醫的中心宗旨即「盈住通行」，無論從生活、從治療下手，無一不以此為要，本章節從生活著眼提供一些意見，有心者也可在生活細節上觸類旁通，總之就是保護好那一口真氣，真氣盈縮無礙，那麼就是基本的健康之道了。

尾聲

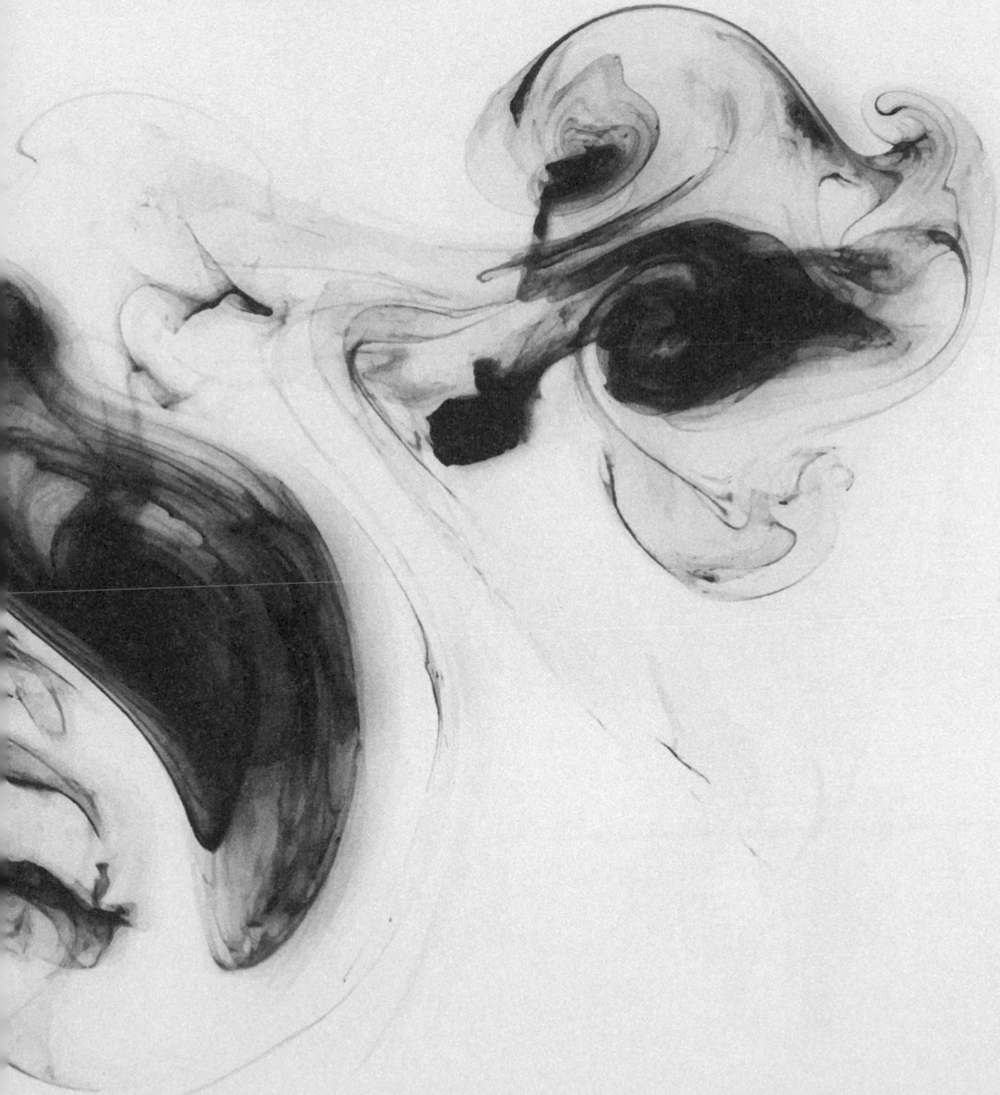

尾聲

大氣中醫從內氣著眼，建議循著內氣的運行盈縮，或來生活、或來治療，只要身體的內氣充足，對內不怕生命活動耗盡內氣，對外不怕時不時的小小外邪內侵，因為充足的內氣都能自我修復而不留疾，那麼就達到了「他強任他強，清風拂山崗；他橫任他橫，明月照大江」的境界，既大氣——人體萬象不離其內氣，又大器——將人體視為整體而不光是零散處理個別症狀，這正是大氣中醫希望人人達到的健康境界。

本書想傳達的東西很多，但為免偏離了大氣中醫的主題，所以僅僅簡單地呈現，若請恩師仔細述說，每處都可以另出成書吧！不過筆者身為小小中醫的功力實在有限，長期寫文又習慣簡扼說明，本書寫到這裡雖說份量不多，卻已耗盡筆者的心神，需要好好休生養息來回補丹田內氣了！書寫之中若有不慎疏誤之處，是筆者不夠謹慎或不夠了解大氣中醫而造成的疏漏，絕非恩師從古中醫整理成大氣中醫之誤，還盼各方不吝指正。

最後，願中醫真道可以普傳，祈中醫良效惠及眾生。

完稿於戊戌年　穀雨
定稿於戊戌年　大寒

作者簡介……

小末醫師

治病求本　診病審末　防病祈未

中國醫藥大學畢業後，深感所學不精，因緣際會下，拜師藥師行者「皮沙士」，重新習得中醫奧妙以及中西醫的巧妙結合，並以皮老師所勉「於諸病苦為作良醫，於失道者示其正路」為志向，現於台南執業中醫。

大氣中醫（暢銷紀念版）

作　　者——小末醫師
美術設計——張巖
內頁排版——葉若蒂
副總編輯——楊淑媚
校　　對——小末醫師、楊淑媚
行銷企劃——謝儀方

總 編 輯——梁芳春
董 事 長——趙政岷
出 版 者——時報文化出版企業股份有限公司
108019 台北市和平西路三段二四〇號七樓
發行專線——（02）2306—6842
讀者服務專線——0800—231—705（02）2304—7103
讀者服務傳真——（02）2304—6858
郵　　撥——19344724 時報文化出版公司
信　　箱——10899 臺北華江橋郵局第 99 信箱
時報悅讀網——http://www.readingtimes.com.tw
電子郵件信箱——yoho@readingtimes.com.tw
法律顧問——理律法律事務所　陳長文律師、李念祖律師
印　　刷——勁達印刷有限公司
二版一刷——2024 年 6 月 21 日
定　　價——新台幣 350 元

大氣中醫 / 小末醫師作 . -- 二版 . -- 臺北市 : 時報文化出版企業股份有限公司 , 2024.06　面；　公分
ISBN 978-626-396-437-2(平裝)
1.CST: 中醫 2.CST: 養生
413.21　　113008248